1週間でみるみる体調がよくなる!

毛細血管を若返らせる
ハンドケア&フットケア

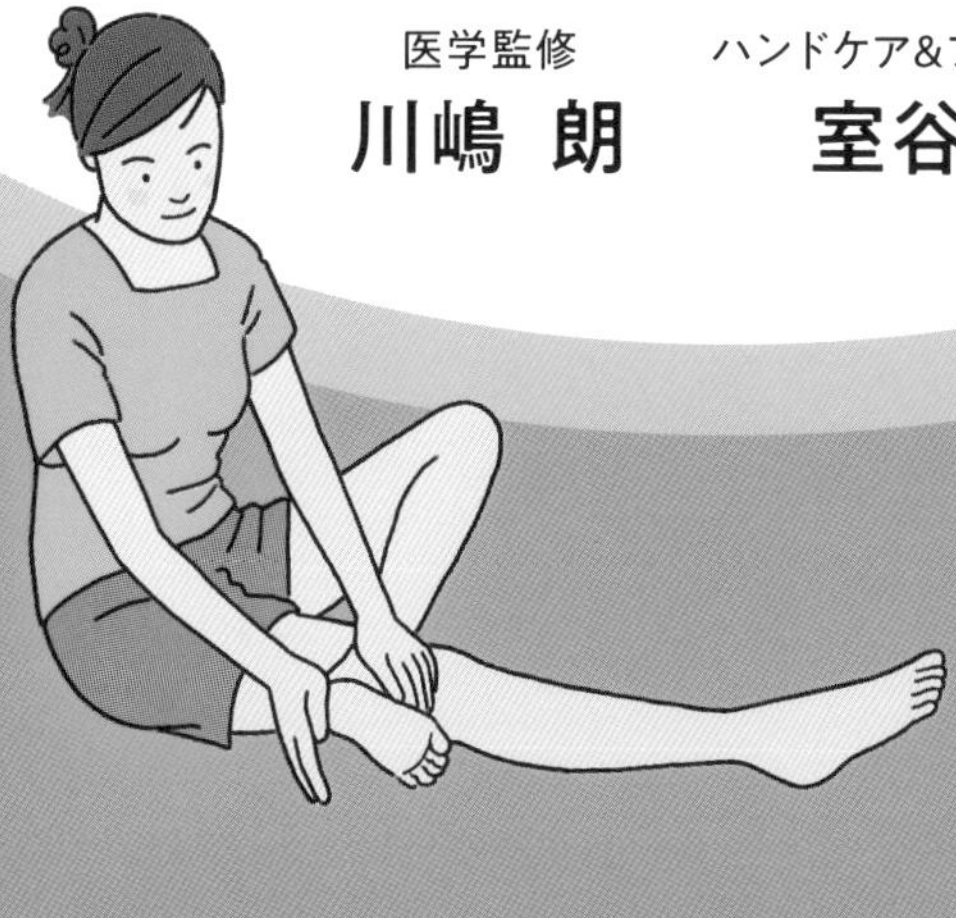

医学監修
川嶋 朗

ハンドケア&フットケア指導
室谷良子

イースト・プレス

毛細血管を鍛える！

7つのハンドケア＆フットケア

血液は、私たちの生命を維持するために欠かせません。

また、その血液が流れる**血管**も**生命維持には必要不可欠**なもの。

血管の総延長は、大人の場合で一般的に**10万キロ**に及びます。

地球2周半に相当するのです。

もし血管に少しでも不調が生じると、とたんに**血流が滞ります。**

すると全身にさまざまな影響が出てきます。

本書では、スムーズに血液が流れるようにする、ハンドケア&フットケアを紹介します。
まずは、そのなかから、**いつでもどこででも実践**でき、
しかも**とても効果的**な7つのケアを紹介します。

生命維持に不可欠な血管系（模式図）

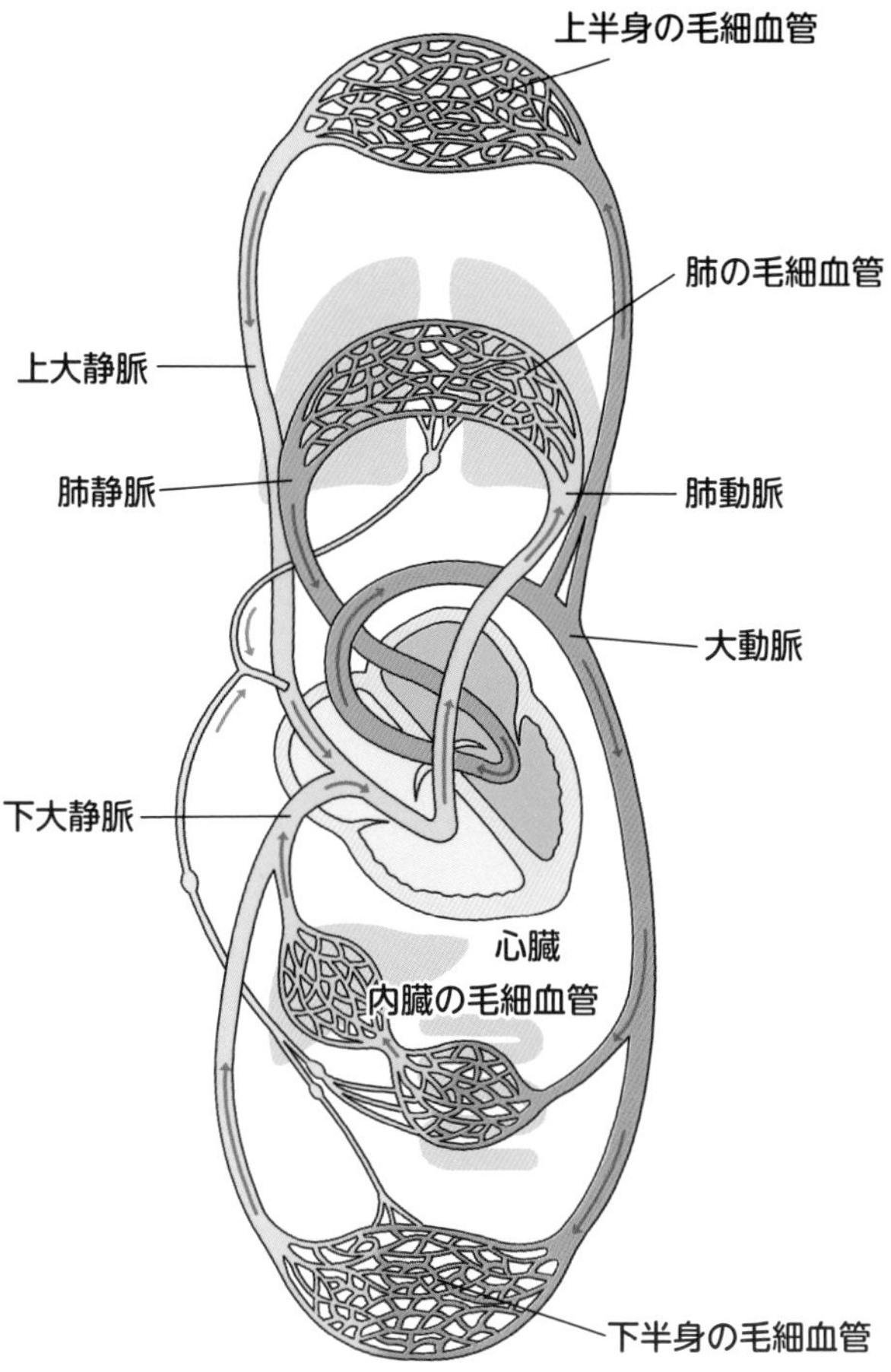

上半身の毛細血管
肺の毛細血管
上大静脈
肺静脈
肺動脈
大動脈
下大静脈
心臓
内臓の毛細血管
下半身の毛細血管

心臓と、体中に張りめぐらされている血管を合わせて血管系と呼びます。心臓から送り出された酸素を多く含む動脈血は全身をめぐったのち、指先などの末端にある毛細血管の集まりのところで、静脈血（二酸化炭素を多く含む）となって心臓へと戻ります。戻った静脈血は肺に送られ、二酸化炭素と酸素が入れ替わって再び動脈血となります。

手足の先などに集中する毛細血管の血流がポイント！

血管には、動脈血の流れる動脈と、静脈血の流れる静脈、そして、それらが枝分かれし末端に行くに従って細くなってゆく毛細血管があります。

実は、血管のほとんどが毛細血管で、健康を維持するために重要な働きをしています。

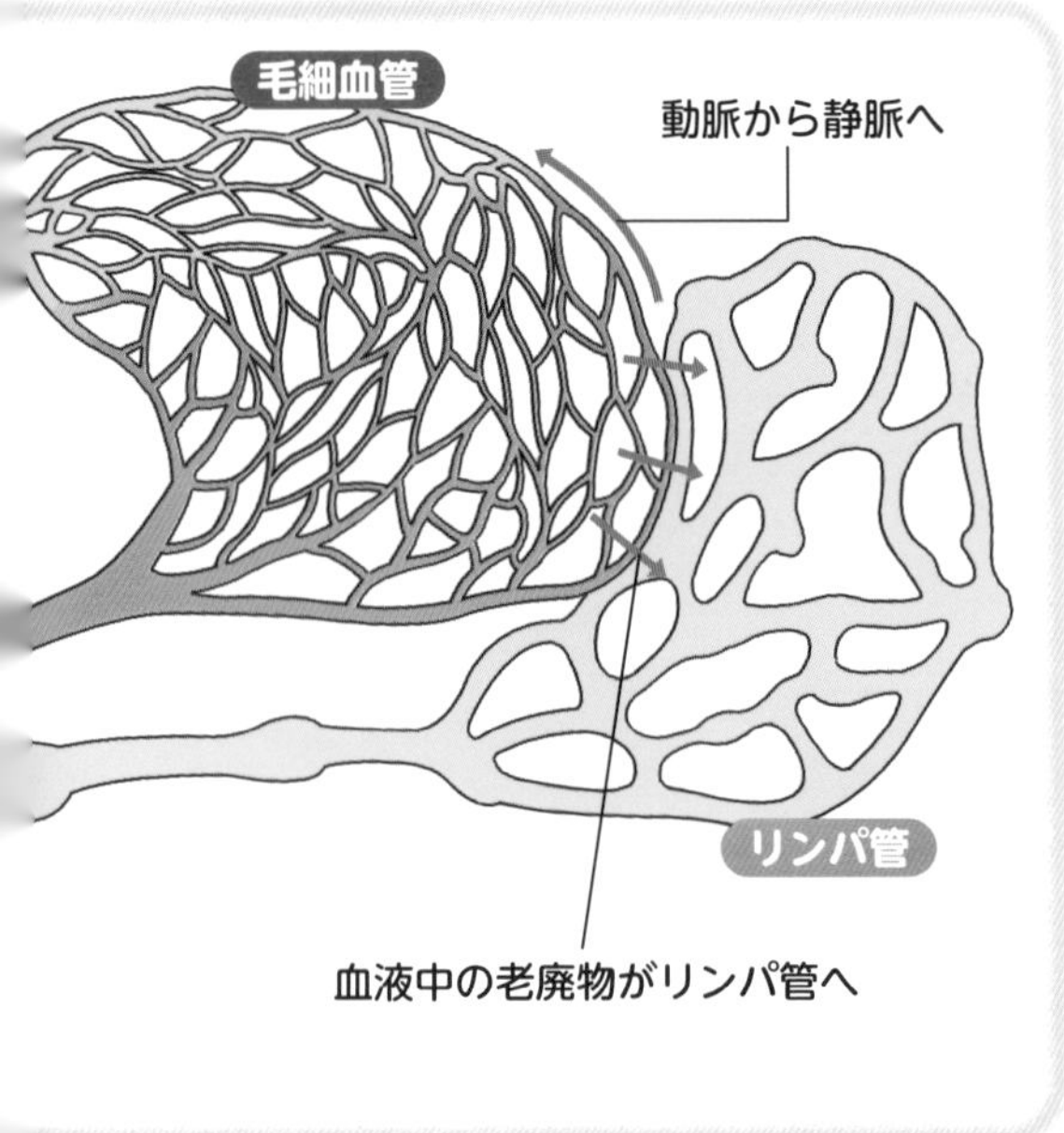
毛細血管
動脈から静脈へ
リンパ管
血液中の老廃物がリンパ管へ

毛細血管の直径は100分の1ミリほど、
赤血球がやっと通れるほどの太さです。
毛細血管の健康が損なわれると、
体の血めぐりも悪くなり、
時として、血管の働きが止まってしまう
「ゴースト血管」となり、
それが原因で、全身に不調をもたらします。
ハンドケア&フットケアは、
それを予防・改善するのに役立ちます。

毛細血管の血流のイメージ

手足の指先など体の末端部分は、動脈の毛細血管が静脈の毛細血管になるところです。この部分の血流が活発だと全身の血流も促され、健康は維持されます。しかし、さまざまな理由で血流が損なわれると、血液が先端まで届かず途中の動静脈ふん合でショートカットしてしまいます。

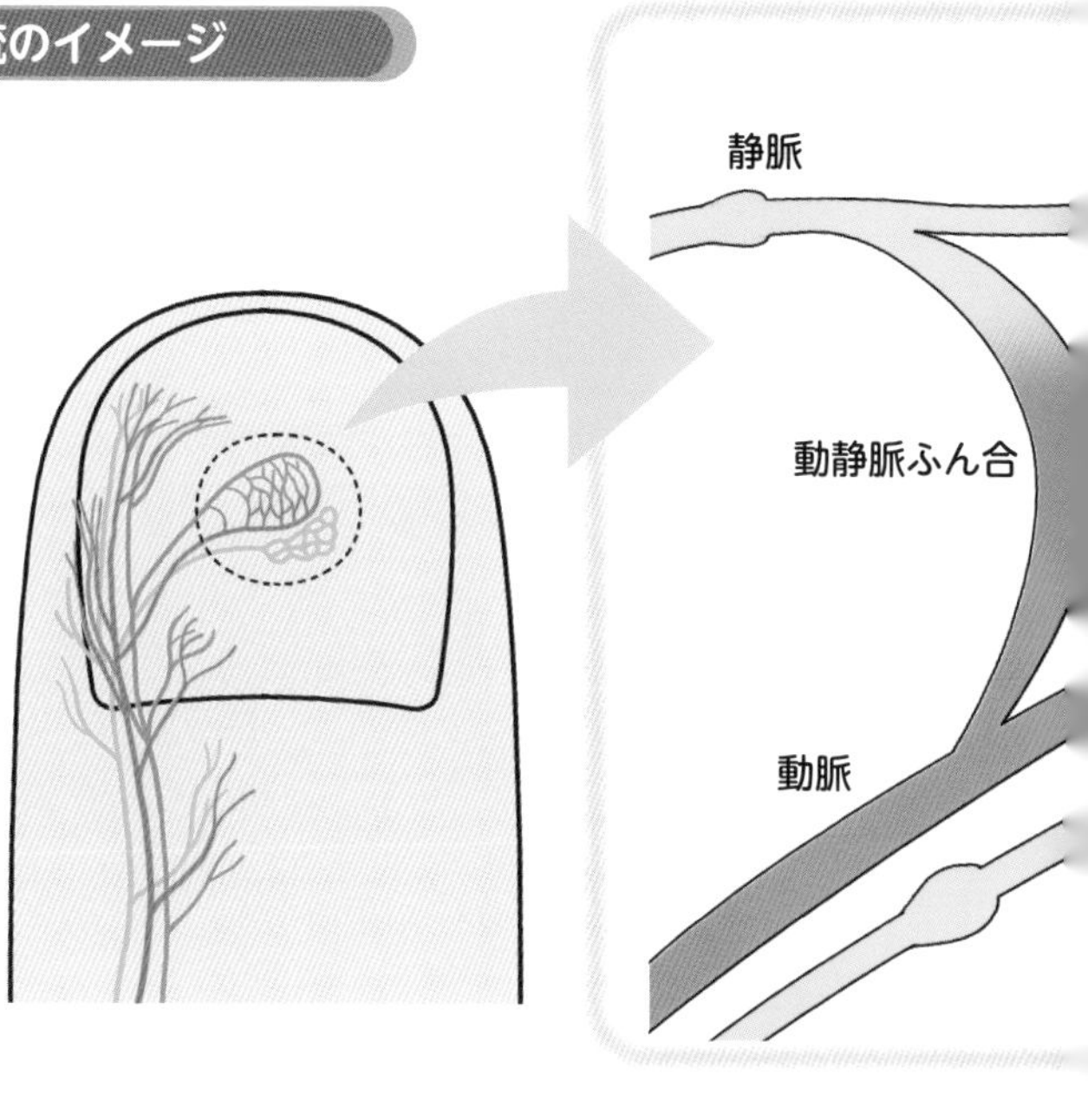

毛細血管を鍛える！

7つの基本ケア その1 〈ハンドケア〉

何かをしながらでもできる「ながらケア」

指組み

ハンドケアのなかでも
最も血流改善に効果的なのが指組み。
いつでもどこででも、好きなだけ行えます。
テレビを見ながら、乗り物に乗りながら……、
「ながらケア」です。

1

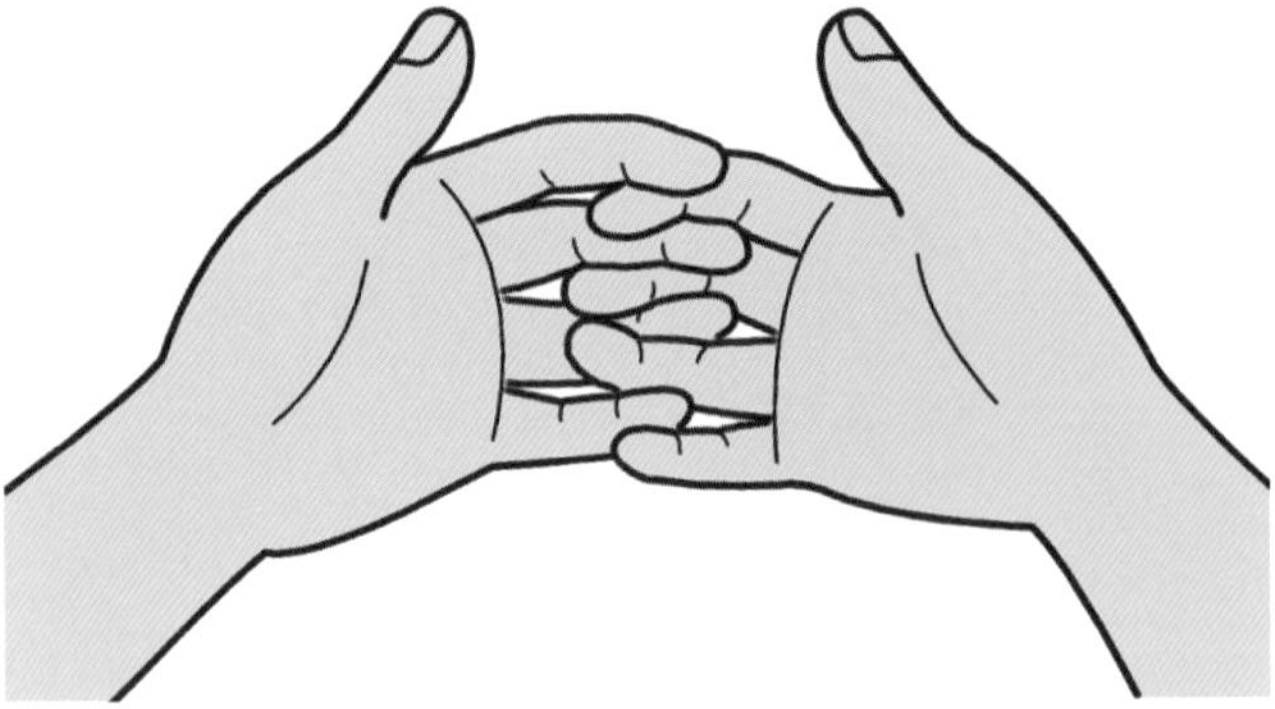

左右の指を交互に組みます。

左右の指先どうしを軽く交互に組み合わせるだけでOK。それぞれの第一関節の指先側で組むのがコツです。ギュッと力を入れないようにします。1分ほど続けてください。指先がじんわりと温かくなってくるのを感じるでしょう。血流がよくなっているからです。

2

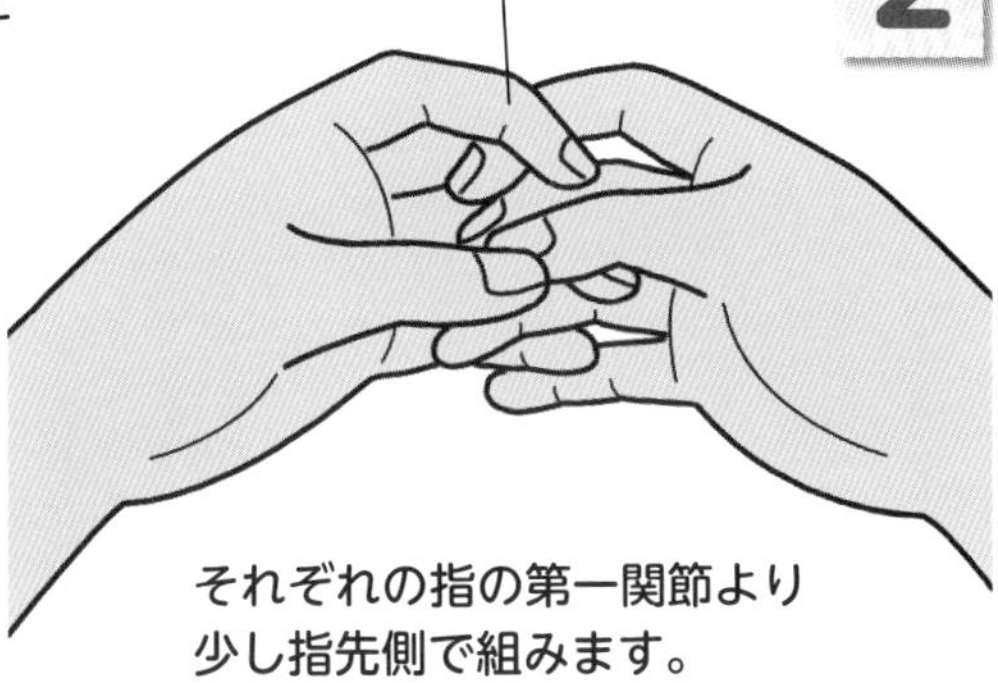

それぞれの指の第一関節より少し指先側で組みます。

3

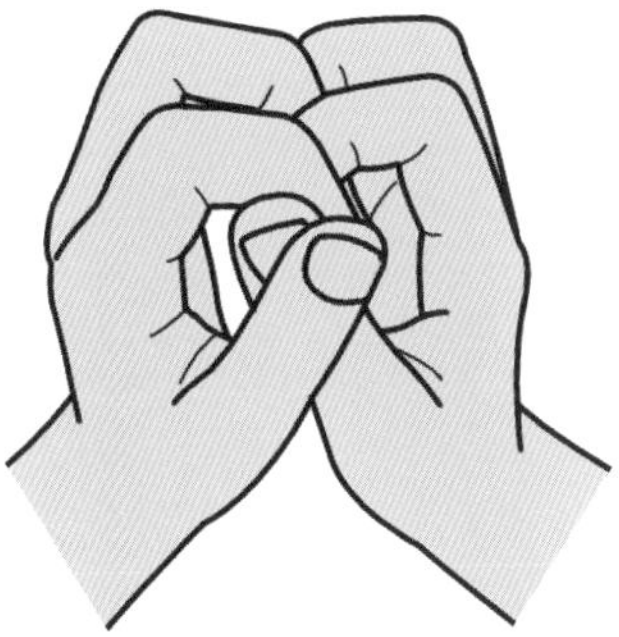
手のひらのなかに鶏卵を入れて軽く握るような気持ちで、手のひらを閉じます。

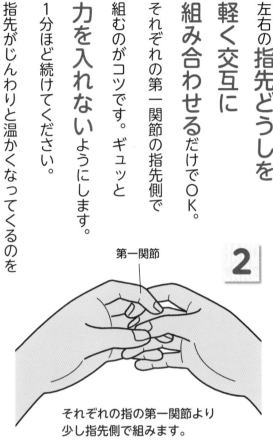

毛細血管を鍛える！

7つの基本ケア その2 〈ハンドケア〉

ほおずきもみ

左右すべての指がじんわり温かくなる

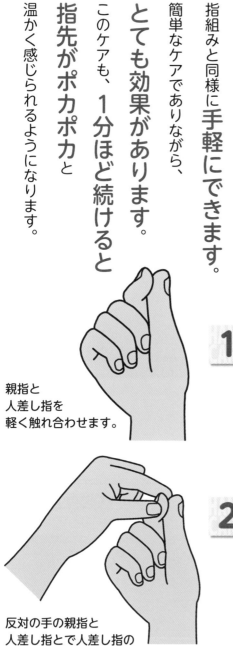

指組みと同様に手軽にできます。
簡単なケアでありながら、
とても効果があります。
このケアも、1分ほど続けると
指先がポカポカと
温かく感じられるようになります。

1

親指と
人差し指を
軽く触れ合わせます。

2

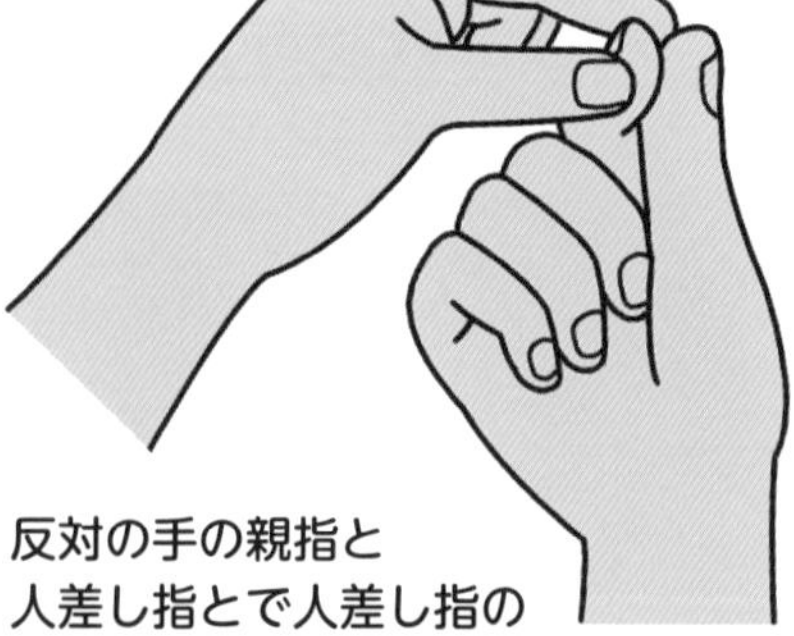

反対の手の親指と
人差し指とで人差し指の
爪の付け根あたりを軽くはさみます。

血流が改善していることを意味します。

ケアした指先は、ふっくらとしてきます。

左右ともに5本の指全部で行う

ようにしてください。

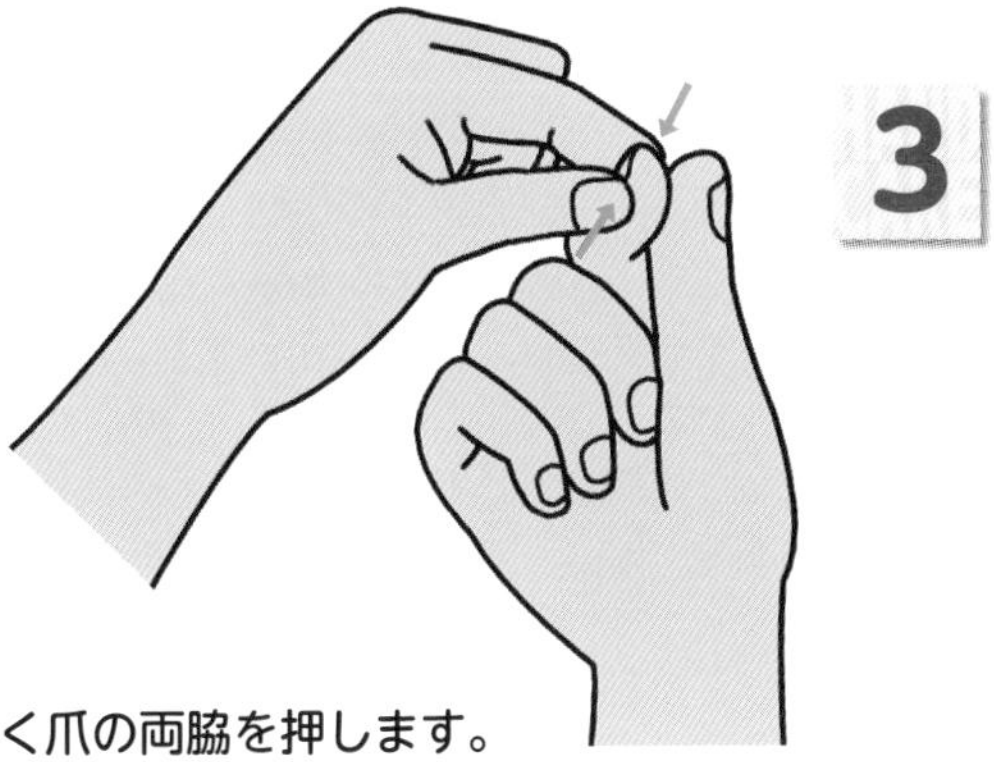

軽く爪の両脇を押します。

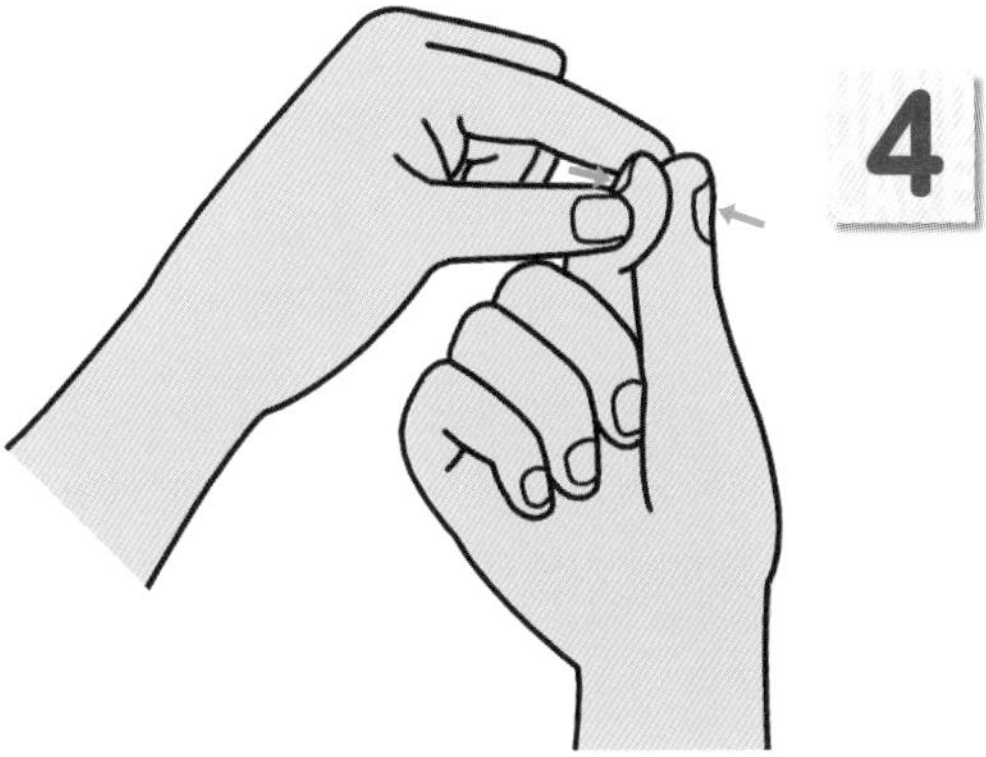

2、3とは反対の手の親指と人差し指に軽く力を入れます。1～4をほかの指でも行い、左右の手を入れ替えて同じケアをします。

日本フットケア協会が行っているフットケアの効果

フットケアをする前としたあとの2つの写真（サーモグラフ）を見比べてみてください。赤色の部分が増えていますが、それだけ温かくなっていることがわかります。つまり、血流がよくなっていることを表しています。

ケア前

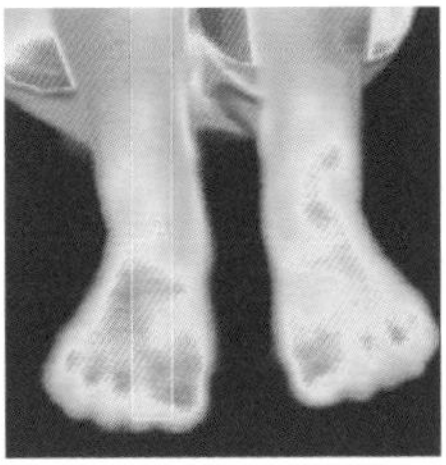

ケア後

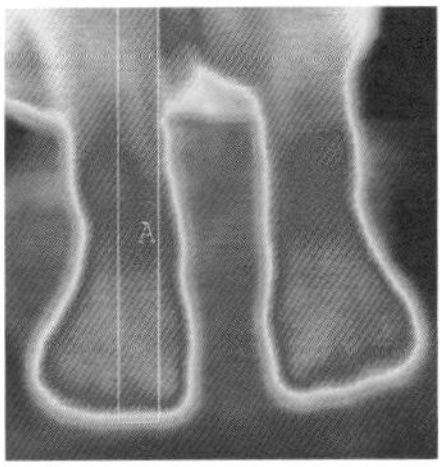

毛細血管を鍛える！

7つの基本ケア

その3

〈ハンドケア〉

親指のゆがみ直し

ゆがんだ指を修正して血流の滞りを解除

手の親指は、外側に向かって
ゆがんでいるケースが多いものです。
ゆがみがあると
内部の毛細血管もよじれ、
血流が滞ってしまいます。

1

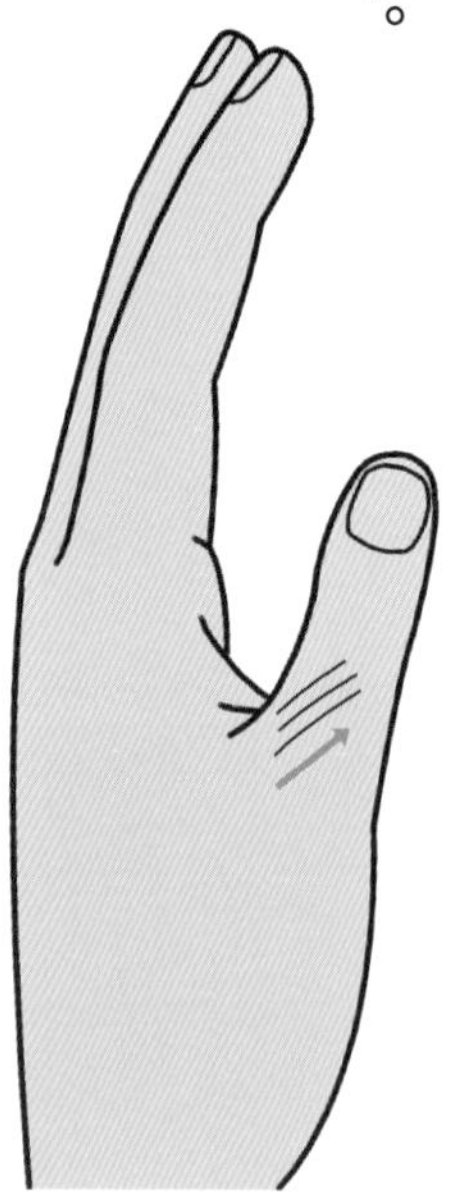

左手の親指（爪がある側）を見たとき、指の付け根から第一関節の間に、右上（右手の親指の場合は左上）に向かうシワが走っていれば、その指はゆがんでいます。

こうした血流の不良は
さまざまな体調不良を引き起こします。
親指のゆがみは、
簡単に修整することができます。
それにより血流をよくしてください。

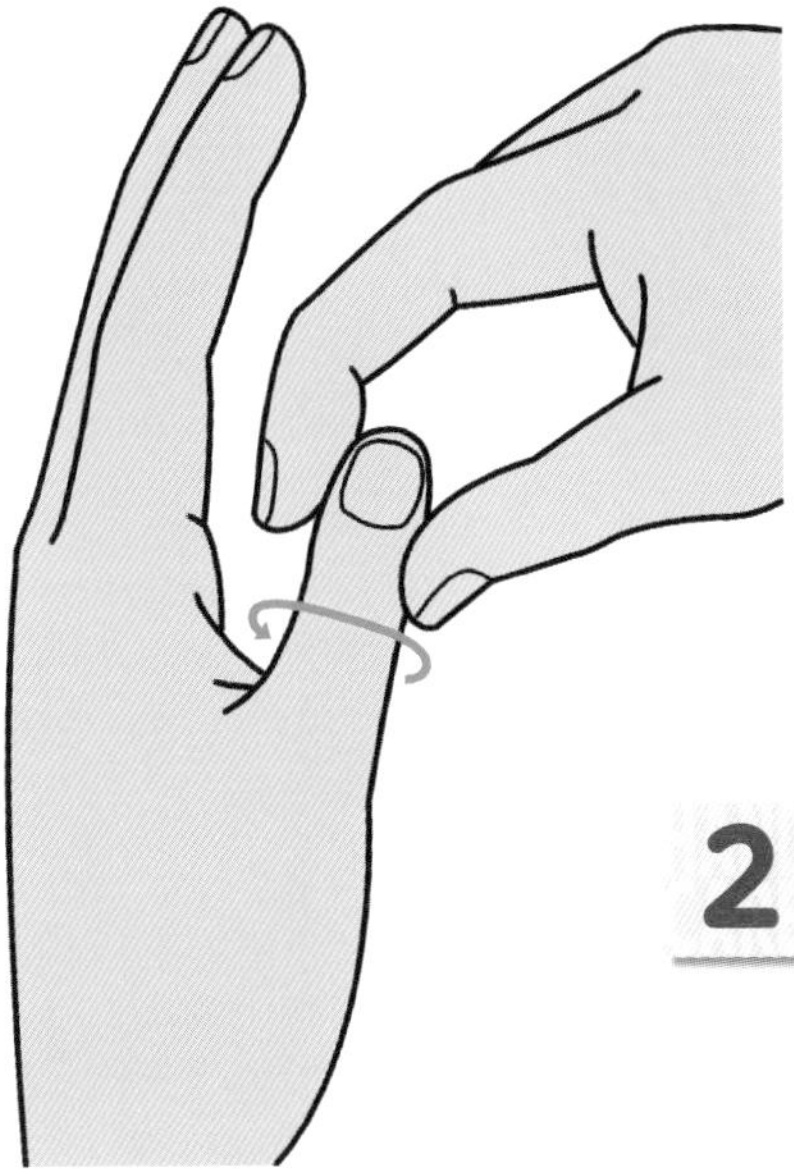

2

ゆがんでいる場合、反対の手の親指と人差し指で、第一関節のところを軽くはさみ、内側へシワがまっすぐになるようにひねり、5秒キープします。

コインを使って毛細血管を刺激

10円玉と1円玉を使って行う、まるでマジックのような血流改善法です。10円玉の銅と1円玉のアルミニウムの間に電位差が生じ、指のなかをめぐる毛細血管が刺激され、血流が促されるのです。

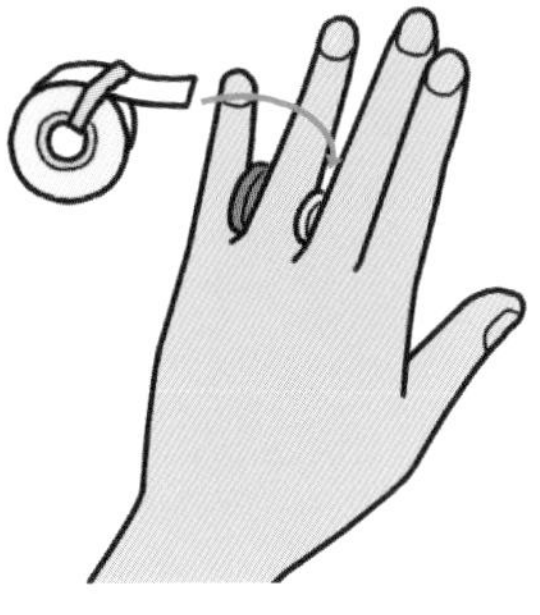

薬指に1円玉と10円玉をテープで軽く巻きつけたら数秒間そのままにします。その後、コインを巻いた手の薬指の指先に、反対側の手をかぶせるようにかざすと、コインを巻いた指がポカポカしてきます。

毛細血管を鍛える！

7つの基本ケア その4 〈ハンドケア〉

正しい爪切り

ゆがみが修正されていく爪切りの極意

爪切りを正しく行うと、
体の血めぐりが
劇的に改善します。
指先の微妙なゆがみを、
正しい爪切りが修整し、
その結果として血流がよくなるからです。

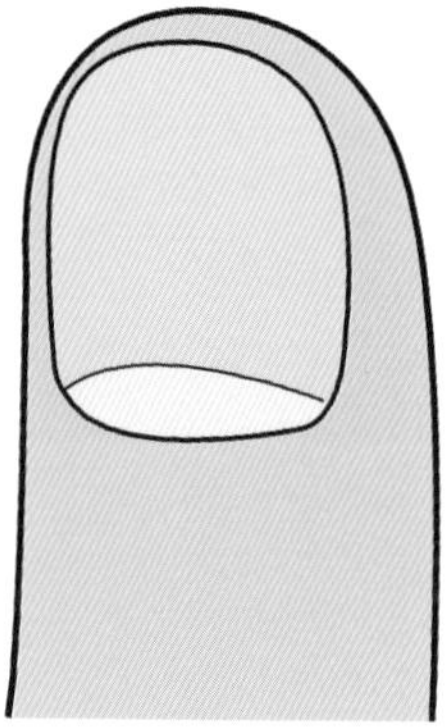

正常な爪
ゆがみや巻き爪のない爪は、指先の毛細血管を健康に保ちやすい状態です。

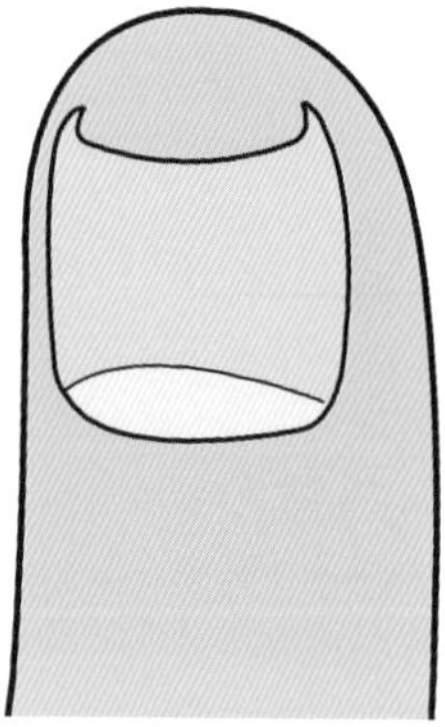

巻き爪
巻き爪は、巻き込んだ爪の圧迫によって指がゆがみ、血流が悪くなります。巻き爪は、正しい爪の切り方によって改善することができます。

爪の正しいケアを行った前とあとでは、
指先の温度が約2度も上昇した
というデータが出ています
（日本フットケア協会と富山大学の共同研究）。

まっすぐな爪の正しい切り方

①→②→③の順に切ります。１回でたくさん切るのではなく、伸びたら少しずつ切り進めます。

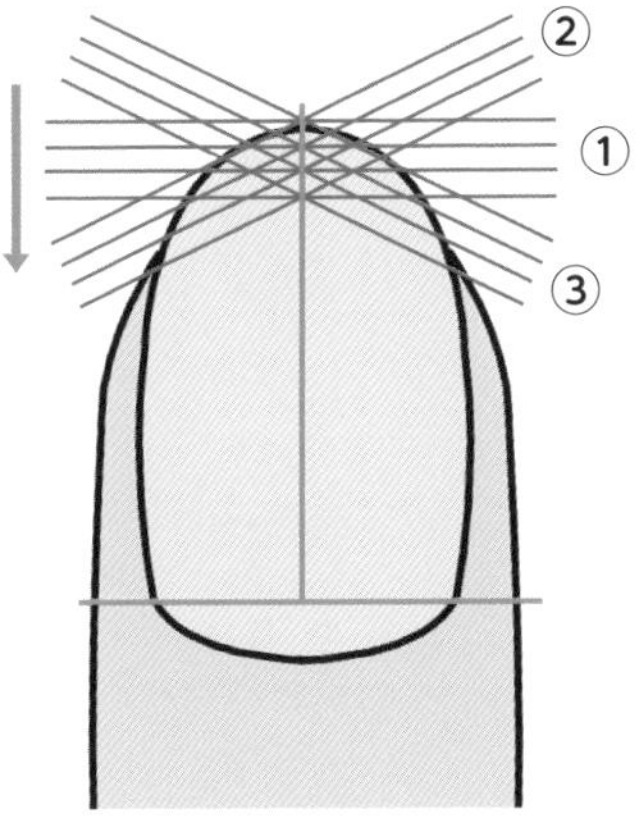

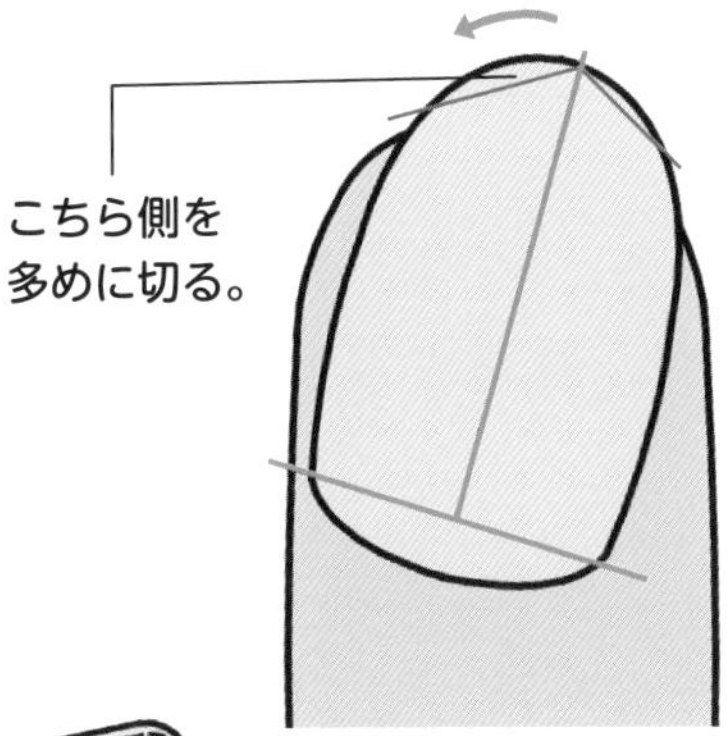

ゆがんだ爪の正しい切り方

ゆがんだ方向と逆側を少し多めに切ります。しばらく続けているとゆがみがしだいに修整されていきます。

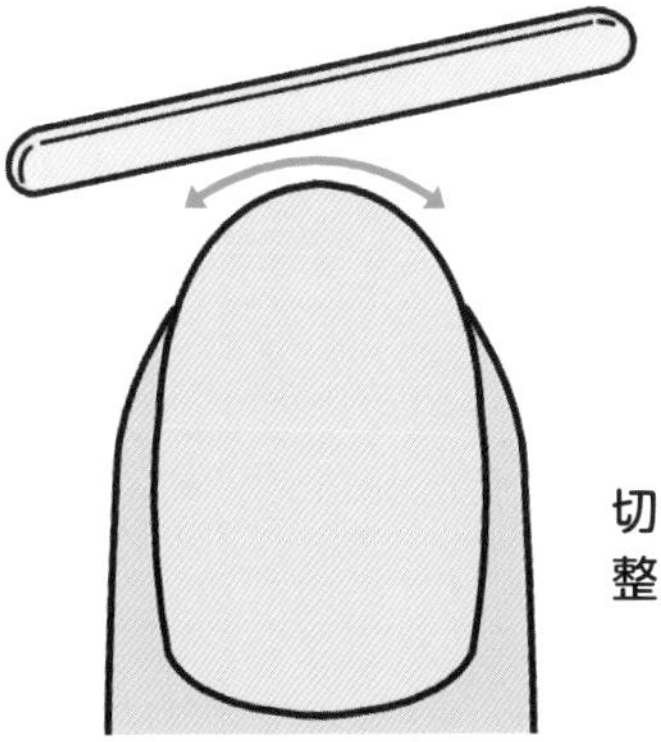

切ったあとはやすりで整えましょう。

毛細血管を鍛える！

7つの基本ケア その5 〈フットケア〉

足の上下運動

足腰を動かして停滞した血流を促す

からだの下半分にある足は重力の影響で血流（特に上方向）が滞りがちになります。そのために全身の血めぐりが悪くなり、不調を引き起こします。起床時に簡単にできるフットケアを試してみてください。目覚めもスッキリします。

1

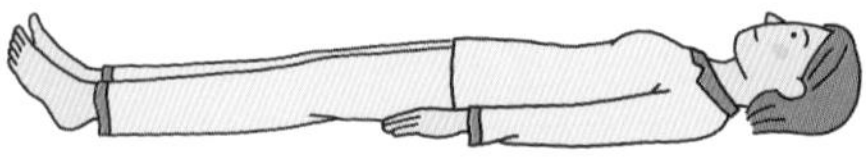

両足を揃えて仰向けになります。

2

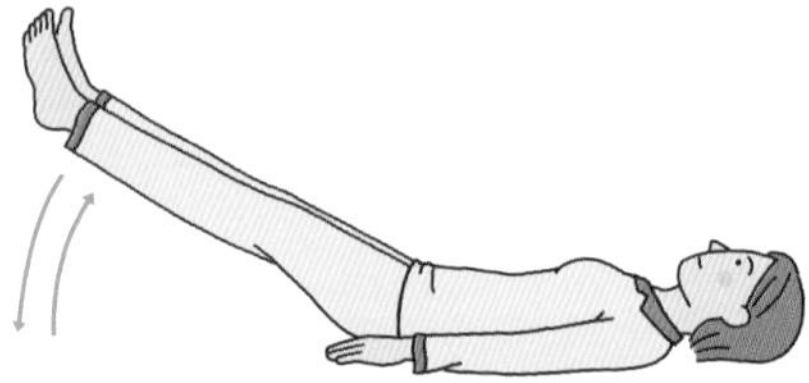

揃えたままの足を少しずつ上げていきます。8カウントまで数えたときに45度くらいの角度になるようにします。その後、8カウントかけてゆっくり下ろします。この足の上げ下げを数回行います。

毛細血管を鍛える！

7つの基本ケア その6 〈フットケア〉

足指広げ

滞った足指の血流がみるみる改善する

靴を履いての生活が定着したこんにち、足指はギュッと縮こめられています。

これでは、血流が余計に滞ります。

1日の終わり、入浴後などに行う足指広げは、全身の血めぐりアップにとても効果的です。

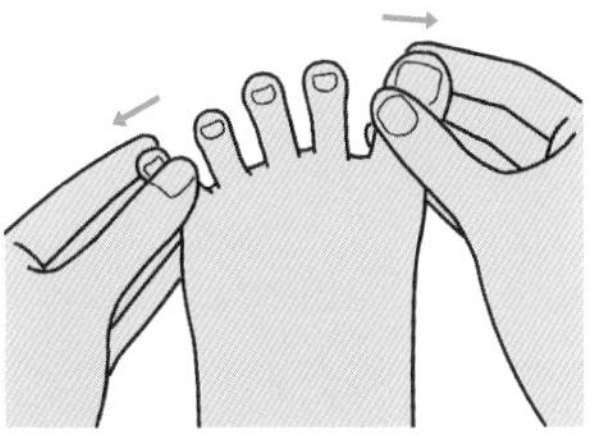

1

両手の親指と人差し指で、足の親指と小指をつまんで外側に軽く広げて３秒キープします。その後、同じようにして人差し指と薬指も広げます。

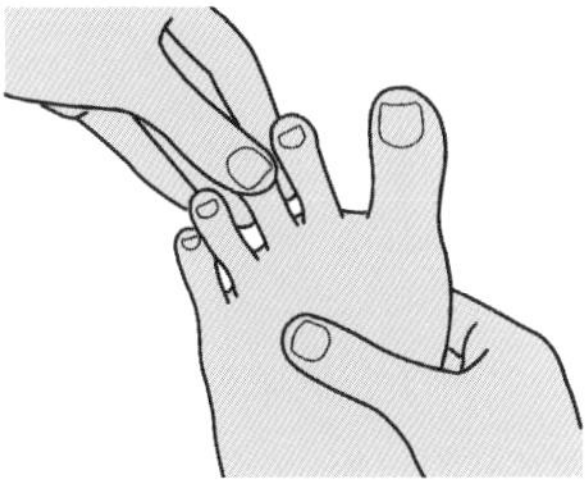

2

中指をつまんで前方へ軽く伸ばして３秒キープします。１〜２を、もういっぽうの足でも行いましょう。

毛細血管を鍛える！

7つの基本ケア

その7

〈フットケア〉

足裏の反射区押し

足裏への刺激が臓器の不調にも効く

足の裏には、

各臓器につながる神経が

集中する箇所が分布しています。

これらを刺激することで、

それに対応する臓器が

活性化されます。

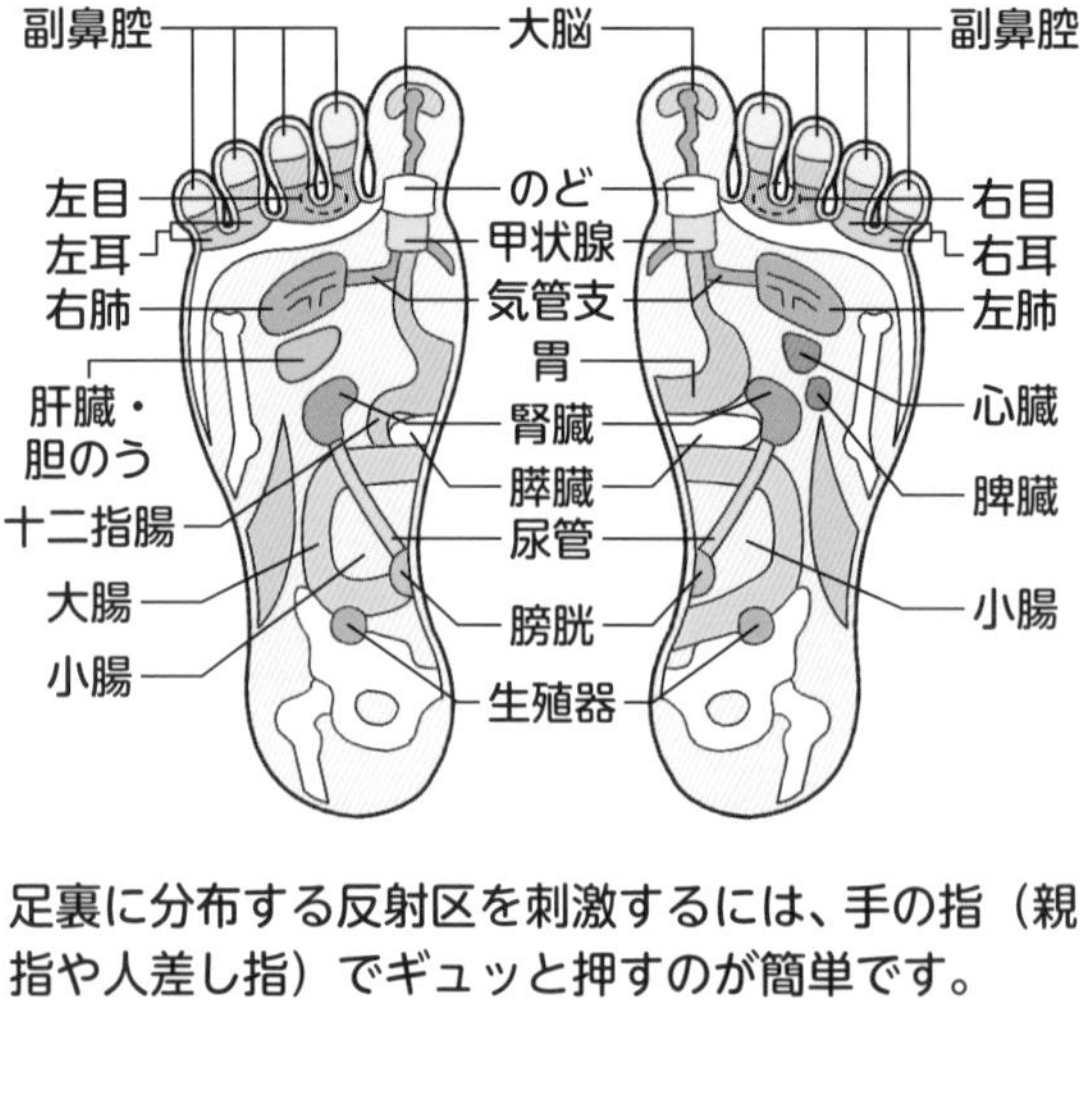
副鼻腔
大脳
副鼻腔
左目
のど
右目
左耳
甲状腺
右耳
右肺
気管支
左肺
胃
肝臓・
胆のう
心臓
腎臓
膵臓
脾臓
十二指腸
尿管
大腸
小腸
膀胱
小腸
生殖器

足裏に分布する反射区を刺激するには、手の指（親指や人差し指）でギュッと押すのが簡単です。

1週間でみるみる体調がよくなる！
毛細血管を若返らせるハンドケア&フットケア

目次

第1章　血管力を高めて病気知らずの体になる

第2章 頭から足の先まで！ 全身の血めぐり完全改善ケア

第3章　気になる症状に効く！ ハンドケア・フットケア

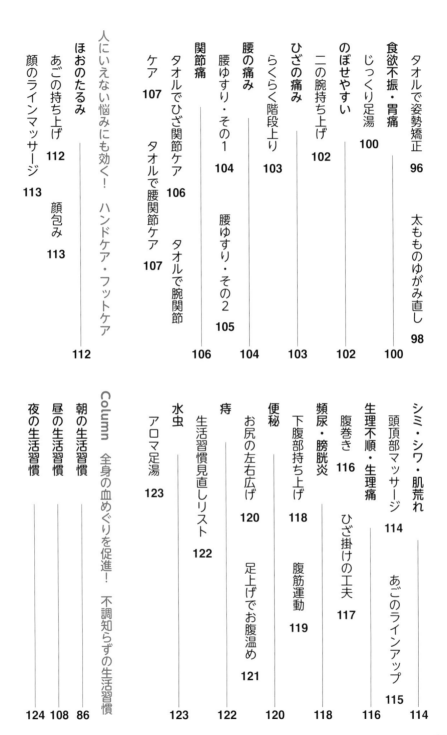

第1章

血管力を高めて病気知らずの体になる

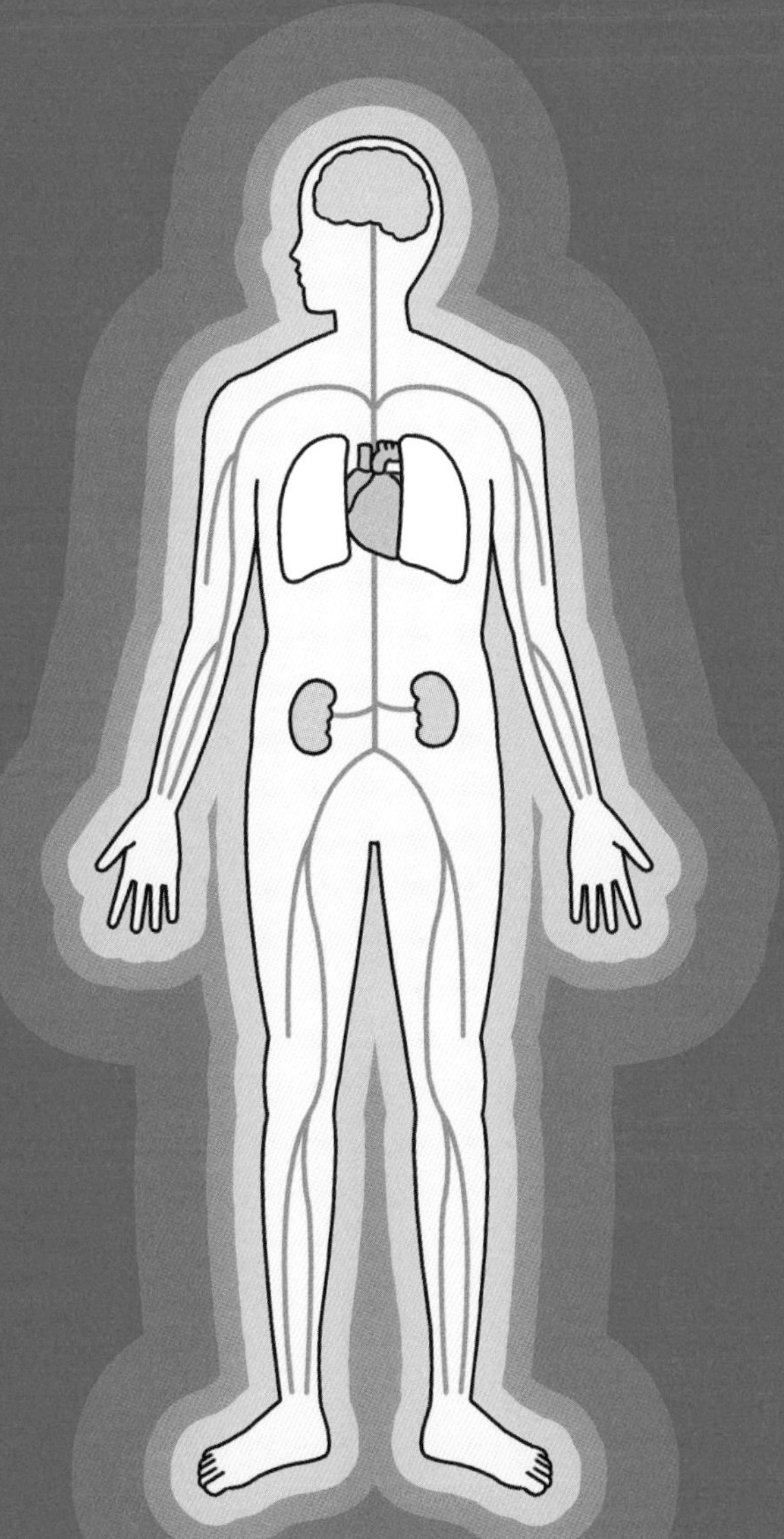

血管の病気を克服することが健康維持のカギとなる

■血管の不調からくる病気には大きく分けて2タイプある

血管の不調が原因で引き起こされる病気はさまざまですが、大きく分けると血管が**詰まる病気**と**切れる病気**の2つがあります。

詰まる病気は、血流が滞ることなどで**動脈硬化が起こって血管の内壁にできたコブが傷ついてしまい、そこに血栓ができる**ことで発症します。

血栓が血管に詰まるとどうなるでしょうか。その先にある臓器に多大なダメージを与えるのです。たとえば、脳内の血管が詰まると**脳梗塞**《のうこうそく》、心臓の血管が詰まると**心筋**《しんきん》**梗塞**《こうそく》など、多くのケースで**命にかかわる病気**を引き起こします。

太ももを走る太い血管など、足の血管が詰まる病気を**急性動脈閉塞症**《へいそく》といいます。これは重篤になると壊死《えし》を引き起こし、足の切断を迫られる場合もあります。

血めぐりが滞って動脈硬化が起こると……

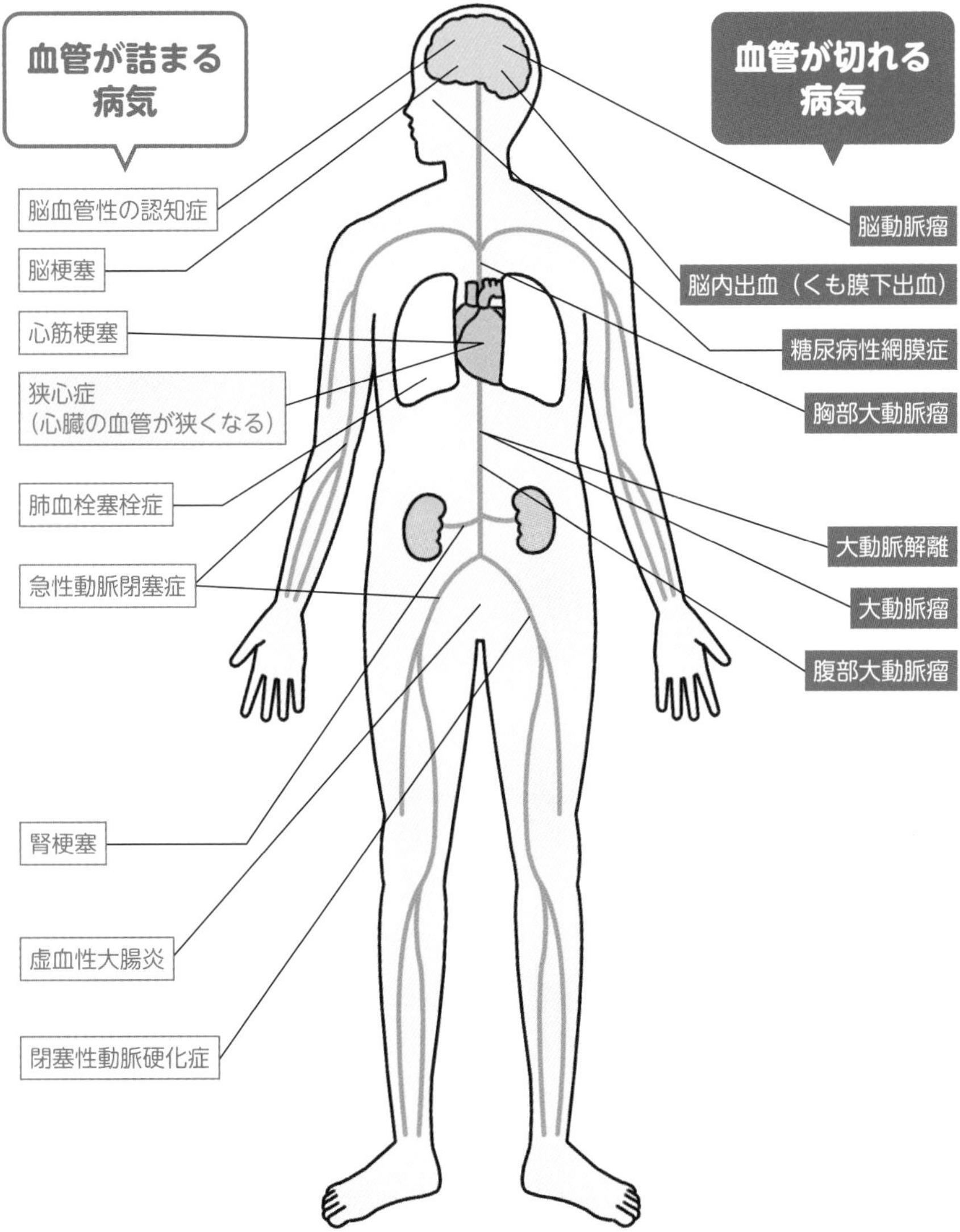
血管が詰まる病気
脳血管性の認知症
脳梗塞
心筋梗塞
狭心症
（心臓の血管が狭くなる）
肺血栓塞栓症
急性動脈閉塞症
腎梗塞
虚血性大腸炎
閉塞性動脈硬化症
血管が切れる病気
脳動脈瘤
脳内出血（くも膜下出血）
糖尿病性網膜症
胸部大動脈瘤
大動脈解離
大動脈瘤
腹部大動脈瘤

ほかにも、腎臓の血管が詰まると**腎梗塞**《じんこうそく》、腸につながる動脈が詰まると**虚血**《きょけつ》**性大腸炎**、肺の動脈が詰まると**肺血栓塞栓**《はいけっせんへいせん》**症**を引き起こします。肺血栓塞栓症とは、エコノミークラス症候群（ロングフライト血栓症と呼ばれます）の代表的な病態です。

血栓はできていなくても、動脈硬化によって心臓の血管が狭くなると、心臓への酸素や栄養素の供給量が不足し、胸を締めつけられるような痛みが特徴の「**狭心症**」の原因となります。

同様に足の血管が狭くなったり、詰まったりして、**足の血流が不足**すると、足にしびれや痛みが生じる**閉塞性動脈硬化症**を引き起こします。

さまざまな**脳の血管障害は、認知症を引き起こす可能性**があります。また、はっきりとした症状が出ない小さな脳梗塞でも、たくさん生じてしまうと、脳の機能が低下し、**脳血管性認知症**や**運動機能の低下**の原因となります。

■血管が切れる病気も多くは命に関わってくる

切れる病気を見てみましょう。高血圧、糖尿病、脂質異常症などが重なって動脈硬化が進むと、もろくなった血管壁が、内圧に負けて外側へ膨らむことがあります。大きな動脈にできた膨らみ（コブ）が成長して破裂すると**大動脈瘤破裂**《だいどうみゃくりゅう》を発症して体内で出血を起こし死に至るケースも多くあります。

膨らみ（コブ）ができる場所により、病名は**胸部大動脈瘤**、**腹部大動脈瘤**となります。

脳の血管にコブができると**脳動脈瘤**と呼ばれ、破裂すると、くも膜という脳を包む膜の下に出血します。これが**くも膜下出血**です。

動脈硬化の進んだ血管壁が裂け、そこに血液が流れ込んで壁が内側と外側に解離《かいり》することもあります。これは、**大動脈解離**と呼ばれます。裂けると激痛が生じ、裂け目が心臓に達すると、血液で心臓が圧迫され、命にかかわることもあります。

糖尿病の合併症の1つで、網膜《もうまく》での出血が原因で失明する**糖尿病性網膜症**も、血管が切れることで起こる病気です。

日本人の死因に多い**心疾患や脳血管疾患の原因には、その前の段階としてここで述べたように動脈硬化があります**。ほかにも体の血めぐりの悪化に起因する動脈硬化によって引き起こされるさまざまな病気は、突然死の原因ともなりますし、体に深刻な症状を引き起こしてしまうのです。

怖い病気の発症リスクはどのくらいなのか調べる

■自身で血管の不調からくる病気の危険度がわかる

前項で見てきたように、**血管の不調が原因で起こる病気の多くは命に関わる**ような重篤なものです。

だからといって怖がってばかりいては何にもなりません。こうした病気にかからないようにするために、**「血管力」「毛細血管力」を強くする**ことが、何よりも大切になります。

そうした予防方法をご紹介する前に、現在の状態のままゆくとどのような「病気危険度」があるかを見てみることにしましょう。

まずは「向こう10年間で**脳卒中（脳梗塞、脳出血など）を発症する確率**」を計算してみましょう。

そうしたリスクは28ページのチェックリストから計算することができます。このやり方で、**脳卒中の発症確率と血管年齢**がわかります。自身の年齢よりも血管年齢が高い場合は要注意、ということです。

■血圧と血中脂質に注目し、血管の健康度を把握する

自分自身の血管力・毛細血管力を知る手がかりがあります。血圧と血中脂質です。年齢とともに、血管はかたくなるなどして不調を来します。それが血圧を高める原因となります。**高血圧になると、動脈硬化が進んでしまう**ので、不断の注意が必要です。29ページに示した高血圧の基準にあたる方は、市販の血圧計で、日常的に家庭で血圧を測ることをおすすめします。その日その日の体調、また寒暖の差でも値は変化するので、**毎日、起床時や就寝前などに測定**し、変化を見ましょう。

もう1つの血中脂質とは、血中に含まれるコレステロールなどの脂質のことです。これの濃度が異常になるのが**脂質異常症**（29ページ）で、血液がドロドロになっている状態です。**1年に1回は血液検査**を受けて、変化を見ておくとよいでしょう。

そして、少しでも不調を感じたら、迷わず医師の診断を受けてください。

10年間で脳卒中を発症する確率

①年齢チェック

年齢	点数
40～44	0
45～49	5
50～54	6
55～59	12
60～64	16
65～69	19

②性別チェック

性別	点数
男性	6
女性	0

③喫煙習慣チェック

喫煙習慣がある	点数
男性の場合	4
女性の場合	8

④肥満度（BMI）チェック

BMI値（*）	点数
25未満	0
25以上30未満	2
30以上	3

*肥満度（BMI）＝
体重（Kg）÷身長（m）÷身長（m）

⑤糖尿病チェック

糖尿病	点数
糖尿病あり（*）	7

*糖尿病の治療中、
または空腹時血糖値126㎎/dℓ以上

⑥血圧チェック

血圧（*）	点数
降圧薬内服なしの場合	
120未満／80未満	0
120～129／80～84	3
130～139／85～89	6
140～159／90～99	8
160～179／100～109	11
180以上／110以上	13
降圧薬内服中の場合	
120未満／80未満	10
120～129／80～84	10
130～139／85～89	10
140～159／90～99	11
160～179／100～109	11
180以上／110以上	15

*血圧：収縮期／拡張期（㎜Hg）点数は、
最高血圧と最低血圧で高いほうを選ぶこと

■結果チェック表

合計点数	発症確率	血管年齢（歳）男性	女性
10点以下	1%未満	42	47
11～17点	1%以上2%未満	53	60
18～22点	2%以上3%未満	59	67
23～25点	3%以上4%未満	64	72
26～27点	4%以上5%未満	67	76
28～29点	5%以上6%未満	70	80
30点	6%以上7%未満	73	83
31～32点	7%以上8%未満	75	85
33点	8%以上9%未満	77	90以上
34点	9%以上10%未満	79	90以上
35～36点	10%以上12%未満	82	90以上
37～39点	12%以上15%未満	85	90以上
40～42点	15%以上20%未満	90以上	90以上
43点以上	20%以上	90以上	90以上

合　計
点

*出典：国立がん研究センター・多目的コホート研究HPより（https://epi.ncc.go.jp/jphc/outcome/3284.html）

高血圧の診断基準と降圧目標

高血圧の基準値（単位：mmHg）			
家庭血圧		診察室血圧	
収縮期	拡張期	収縮期	拡張期
135 以上	85 以上	140 以上	90 以上

高血圧にあたる方の降圧目標（単位：mmHg）				
	家庭血圧		診察室血圧	
	収縮期	拡張期	収縮期	拡張期
75 歳未満の方	125 未満	75 未満	130 未満	80 未満
75 歳以上の方	135 未満	85 未満	140 未満	90 未満

高血圧にあたるかどうか家庭で調べる際は、１日だけでなく５～７日測って値を平均します。それが、収縮期血圧と拡張期血圧のどちらかいっぽうでも135/85mmHg 以上であれば高血圧にあたります。

脂質異常症の診断基準

血中脂質の種類	基準値（単位：mg/dℓ）	診断名
LDL コレステロール	140 以上	高 LDL コレステロール血症
	120～139	境界域高 LDL コレステロール血症
HDL コレステロール	40 未満	低 LDL コレステロール血症
中性脂肪（トリグリセライド）	150 以上（空腹時採血）	高トリグリセライド血症症
	175 以上（随時採血）	
Non-HDL コレステロール	170 以上	高 Non-HDL コレステロール血症
	150～169	境界域高 Non-HDL コレステロール血症

血液中の LDL コレステロール、Non-HDL コレステロール、中性脂肪が多すぎたり、HDL コレステロールが少なすぎる状態が脂質異常症で、さまざまな診断があります。これらを放置していると、動脈硬化が進行しやすくなります。

全身の血めぐりを促進するハンドケア&フットケアを行う

■体の血めぐりをよくすると免疫機能がアップする

体の血めぐりをよくすると、私たちの**体のなかの免疫《めんえき》細胞が活性化**します。体内に細菌やウイルスが侵入すると、「免疫」というシステムが機能してそれらを撃退します。体を温めて血めぐりをよくすると、**免疫を司るリンパ球が増える**のです。

リンパ球の数値が低いガン患者さんに、湯たんぽで、体を温めて血めぐりをよくすることをすすめたところ、1週間で数値が一気に上がりガンに対抗する抵抗力がついたということもあるのです。

■血流改善で異常な細胞を修復するHSPが生成される

また、体を温めるなどして血めぐりをよくすると、**「ヒートショックプロテイン(H**

ヒートショックプロテイン（ＨＳＰ）生成の仕組み

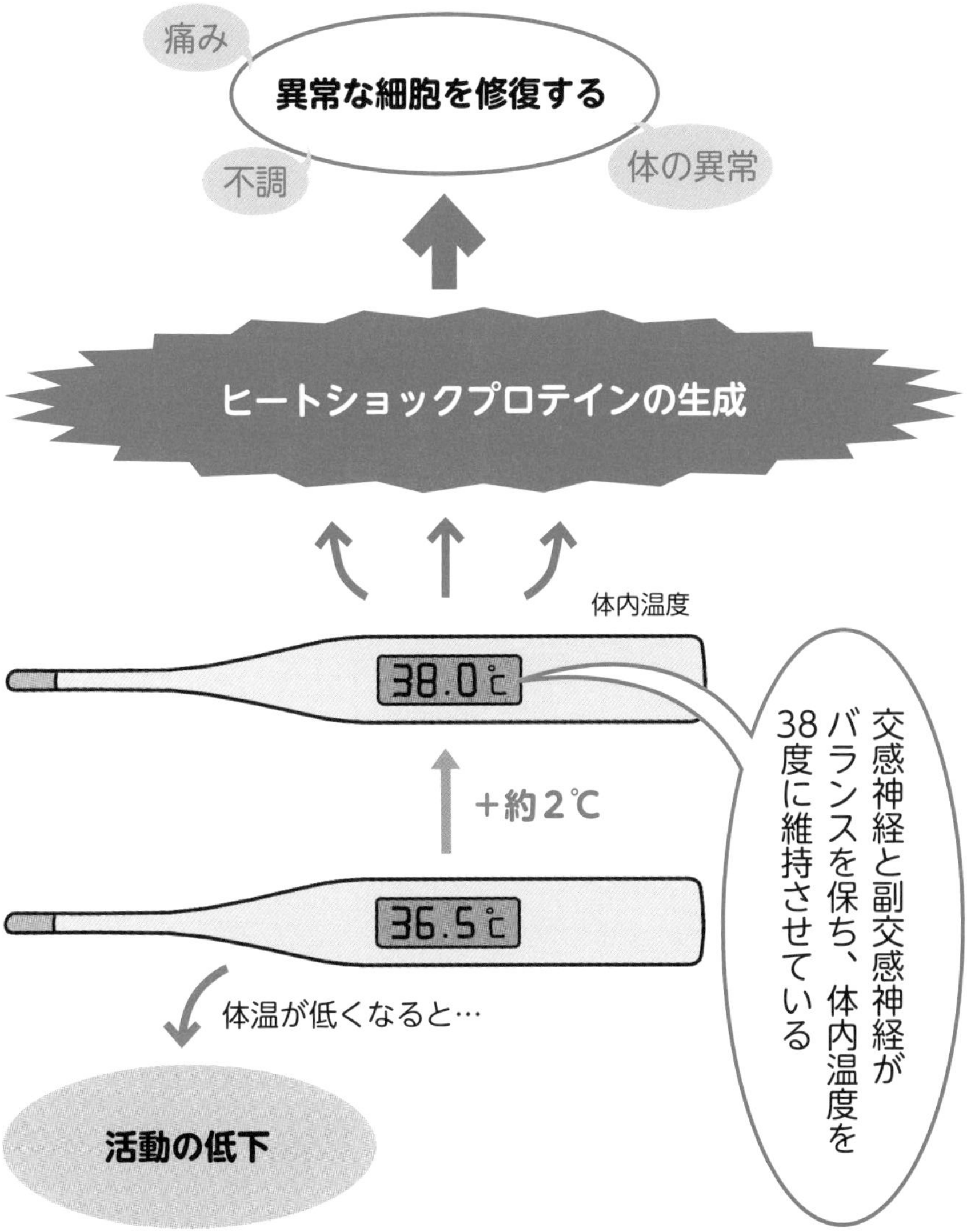
痛み
異常な細胞を修復する
不調
体の異常
ヒートショックプロテインの生成
体内温度
38.0℃
＋約２℃
36.5℃
交感神経と副交感神経がバランスを保ち、体内温度を38度に維持させている
体温が低くなると…
活動の低下

SP)」というタンパク質の一種が生成されることがわかっています。

私たちの体は約37兆もの細胞からなっていますが、細胞のほとんどはタンパク質からできています。細胞に熱が加わると、その刺激により細胞内のタンパク質がダメージを受けます。

しかし同時に、**ダメージを受けたタンパク質を元どおりに修復**するために、同じタンパク質のHSPが生成されるのです。

HSPの働きの一例を紹介しましょう。関節痛のとき、関節には痛みを発する細胞の異常があります。このとき、カイロなどを患部にあてがい体温よりも2度くらい高い38~40度に温めると、そこにHSPが生成されます。**HSPは細胞の異常を修復**し、痛みを和らげます。

いっぽう、ガン化するようなひどく傷ついた、もはや**修復不能な細胞の場合でも、HSPはその細胞を排除する**働きを持っています。

■ハンドケア&フットケアで心身の健康を維持する

HSPが最も生成される体内温度は38度です。そして、この温度のときこそ、代謝

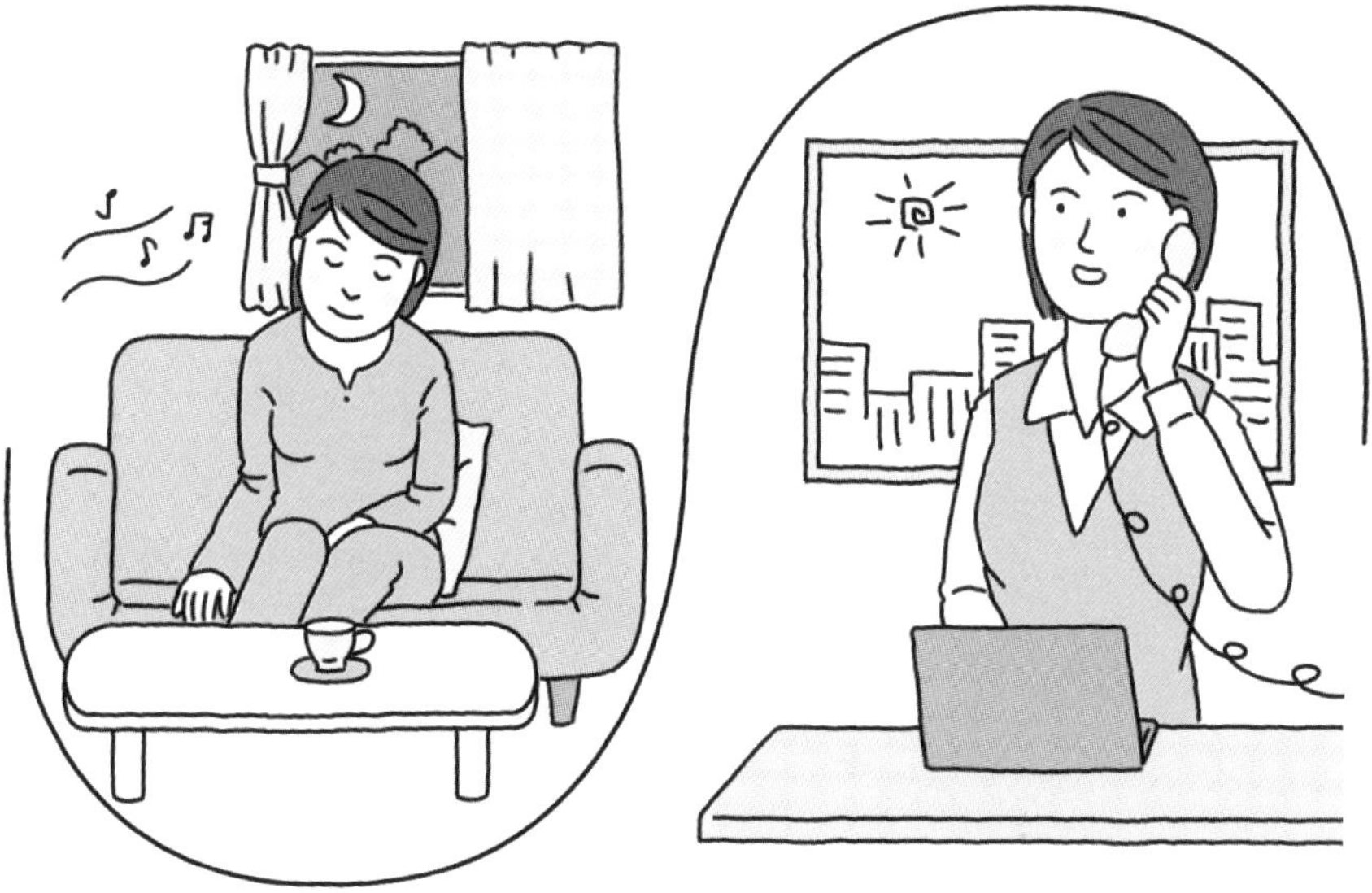

交感神経と副交感神経は、いっぽうに傾くことなくバランスを保つことが大切です。ハンドケア＆フットケアとともに、日常生活を規則正しく送ることを心がけましょう。

が最も活発に行われるのです。体温調整は自律《じりつ》神経によって調整されています。**自律神経には交感《こうかん》神経と副交感《ふくこうかん》神経の2種類**があります。

交感神経は血管を収縮させて血圧を上げ、血流を促すなどして活発な活動に対応します。いわば**興奮と緊張の神経**です。

副交感神経は**体をリラックスさせる神経**。血管を拡張し、心臓の動きもゆっくりとなります。

昼間は交感神経優位で活動し、夜は副交感神経優位でリラックスするのが理想です。体を温めて血めぐりをよくすると、副交感神経が優位になります。

要は、この**2つの神経がバランスよく働いてくれるのが最も理想的**に心身の健康が保たれるのです。

こうした**2つの神経のチェンジにはハンドケアやフットケアがとても役立ちます**。

次の第2章以降では、さまざまな体の部位別に効果のあるハンドケア&フットケアを紹介するとともに、日常的によく起こる体調不良などにも対応して改善できるハンドケア&フットケアのやり方を紹介していきましょう。日常のちょっとした「**すきま時間**」などにぜひ試してみてください。

第2章

頭から足の先まで！
全身の血めぐり
完全改善ケア

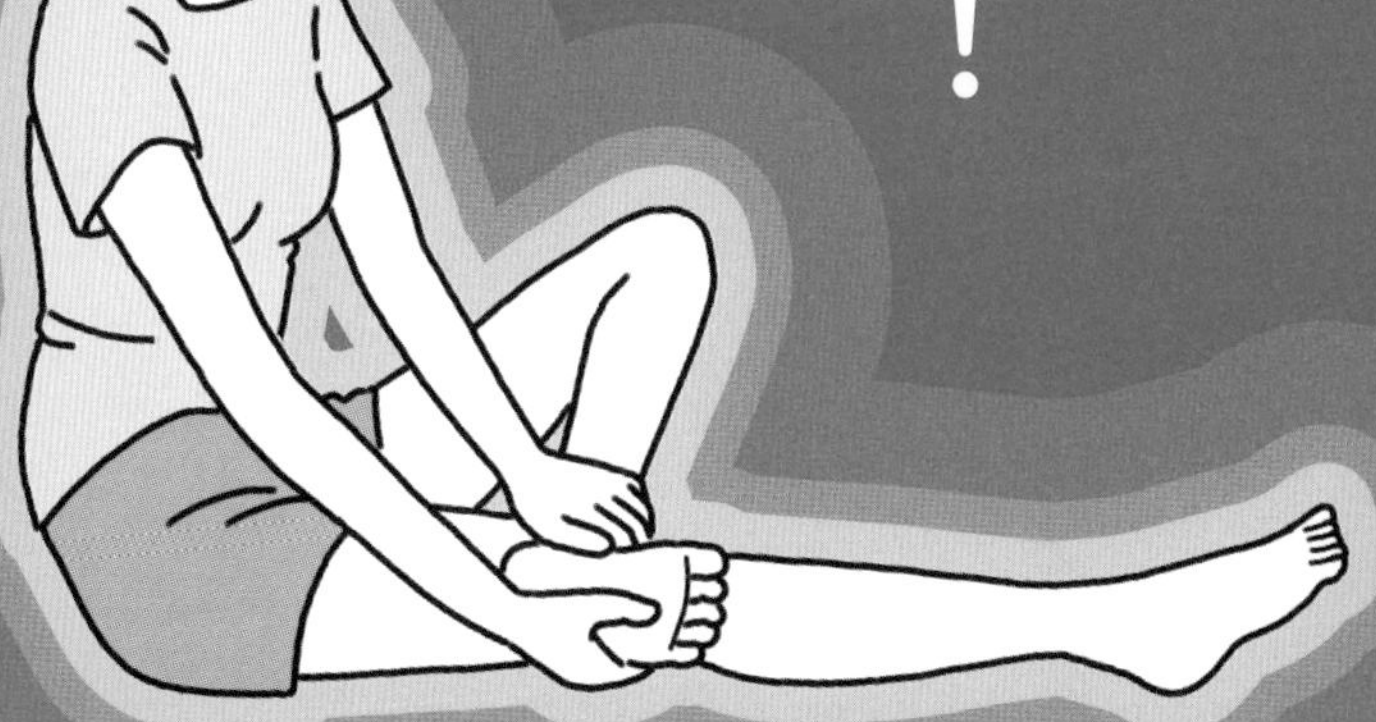

頭・顔・首のケア

疲れや老化が出やすい場所だからこそ、若返りケアを！

体の血めぐりが悪くなると、さまざまな症状が全身に出ますが、首から上は、コンディションの良し悪しが特に表れやすい部位。「健康のバロメーター」となる場所です。

頭が重い、目が重い、口中がねばねばするなど、どこかに不調や違和感がないか、セルフチェックをしてみましょう。特に起床時は、その日の体調を確認する絶好の時間帯です。鏡の前で自分と向き合いながら、頭・顔・首のケアを習慣にするのがおすすめです

今回ご紹介するケアは**シンプルなものばかりですが、各所の毛細血管がよみがえります**。頭や目の疲れなど、首から上の不調の改善が期待できるのはもちろんのこと、体の血のめぐりがよくなるので、全身のコンディション改善にもつながります。

また、目尻のシワや目の下のたるみ、首のシワなどは、疲れて見えたり、老けて見えたり、人に与える印象を大きく左右します。顔や首元のアンチエイジングとしても、ぜひ実践してください。

顔のケア

シワやたるみ解消にも！　目尻伸ばし

目が重く感じるときは、体が冷えているケースが多いもの。このケアをすれば、目や目の周囲の血流がよくなり、重たかった目がスッキリ感じられます。また、目の回りの筋肉が活性化するので、シワやたるみが改善されて若々しく見えます。

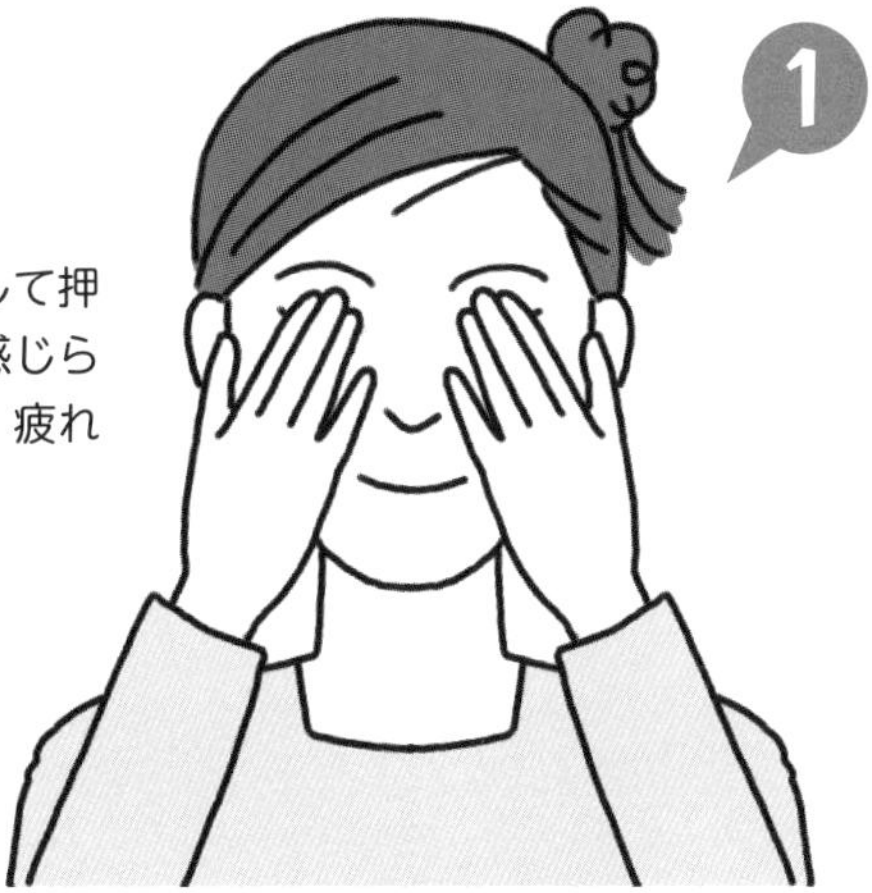
1

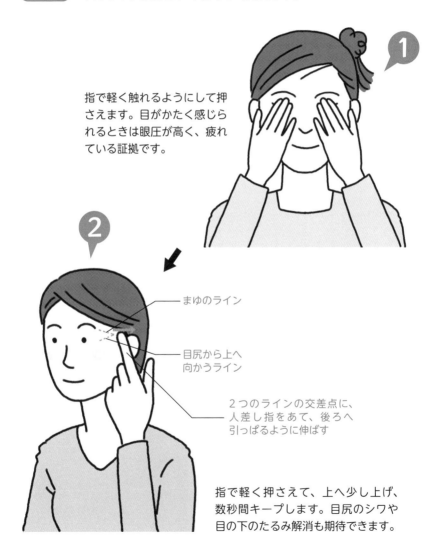

指で軽く触れるようにして押さえます。目がかたく感じられるときは眼圧が高く、疲れている証拠です。

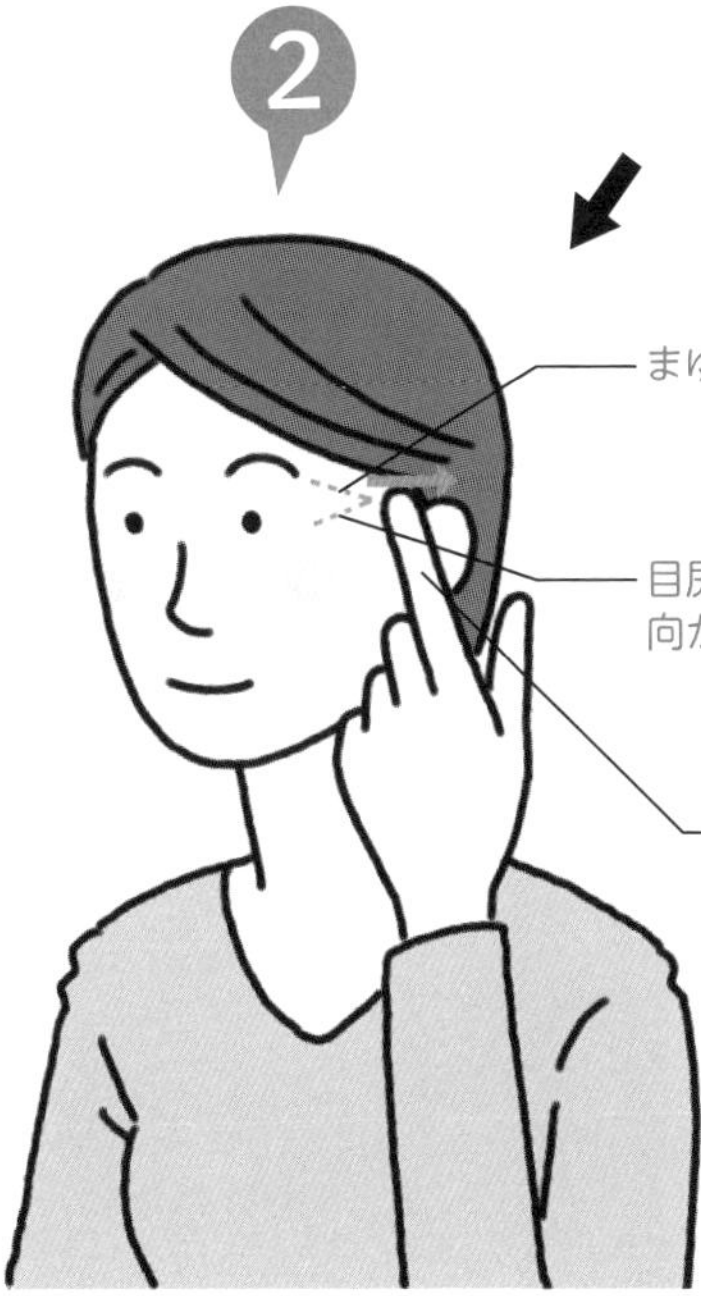
2
まゆのライン
目尻から上へ
向かうライン
２つのラインの交差点に、
人差し指をあて、後ろへ
引っぱるように伸ばす

指で軽く押さえて、上へ少し上げ、数秒間キープします。目尻のシワや目の下のたるみ解消も期待できます。

頭のケア

頭スッキリ！　耳ひっぱり

頭が重いと感じたときには「耳ひっぱり」がおすすめです。引っぱるといっても、「やさしくつまんで広げる」程度の力加減。簡単なケアですが頭がスッキリします。頭だけでなく、首から上の血流がよくなるので、目の疲れや肩こりにも効果が期待できます。

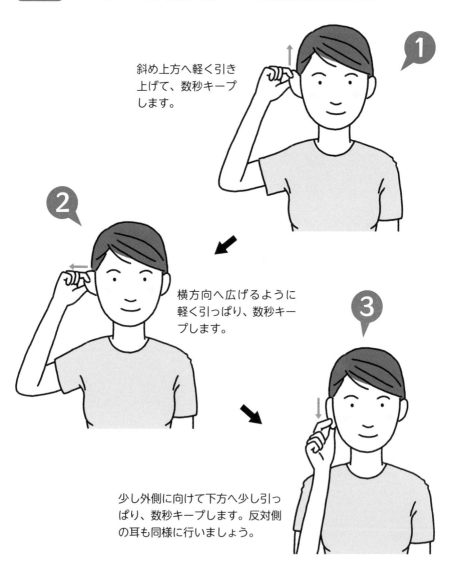

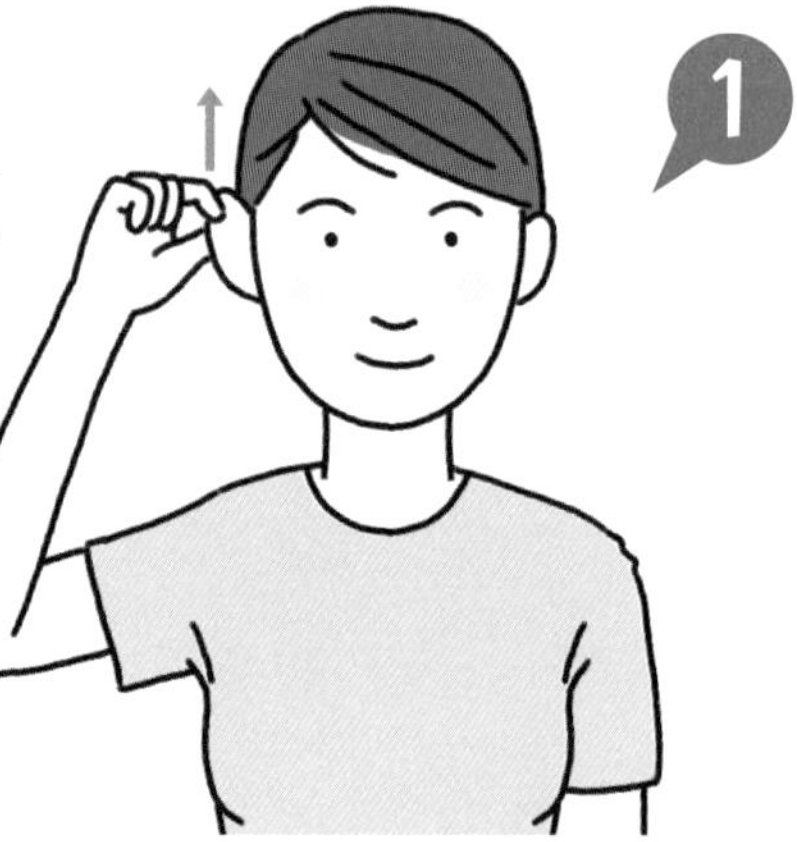

斜め上方へ軽く引き上げて、数秒キープします。

横方向へ広げるように軽く引っぱり、数秒キープします。

少し外側に向けて下方へ少し引っぱり、数秒キープします。反対側の耳も同様に行いましょう。

首のケア

血流を促す！　うがいで首反らし

朝の洗面のときに、うがいをしながら首のケアを行いましょう。まず、口をすすいで口中の雑菌を取り除き、次に、首を大きく反らしてうがいをします。首の血流が促されるので、首のシワ改善にもつながります。のどの雑菌を取り除くこともでき、一石二鳥です。

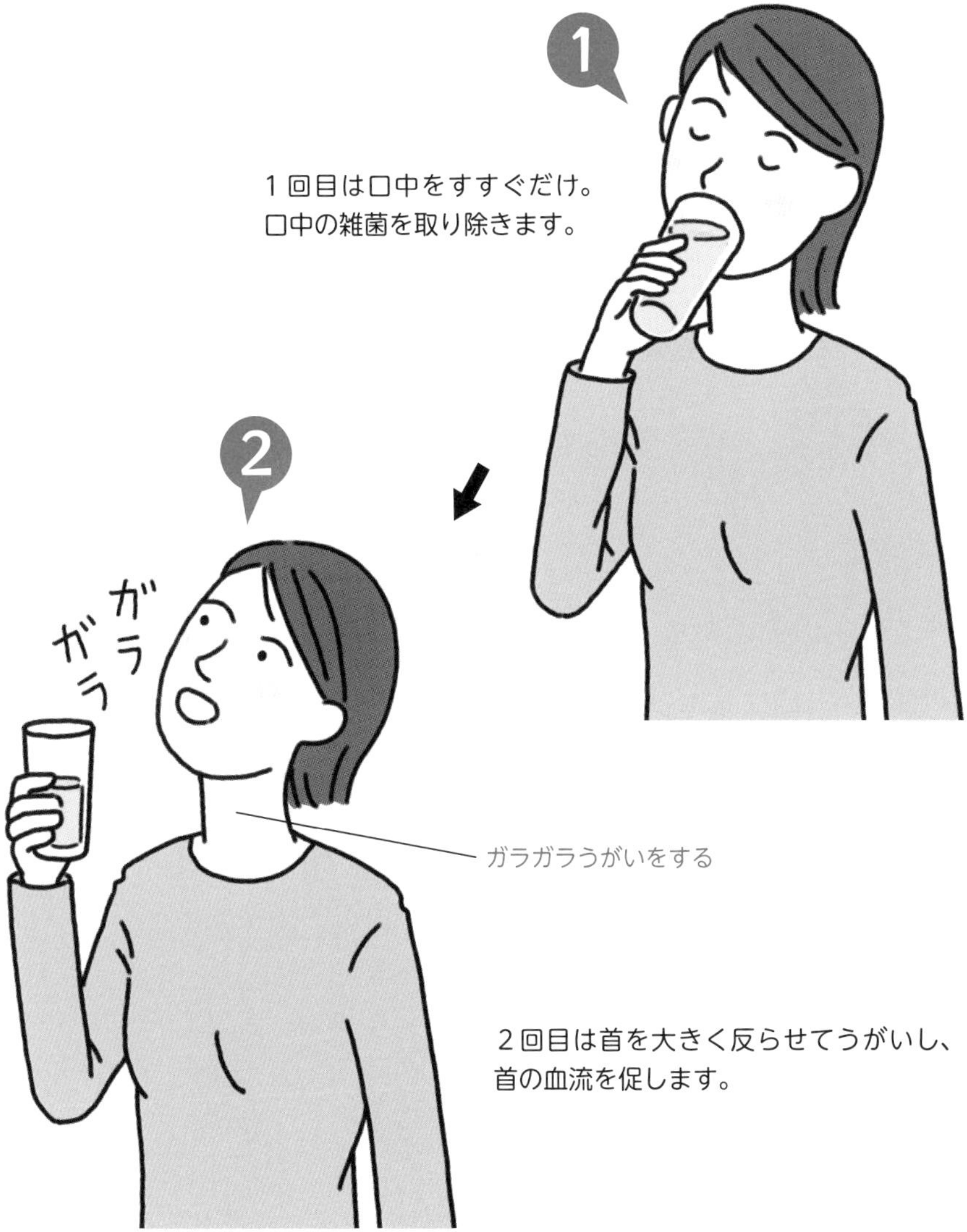
1
１回目は口中をすすぐだけ。
口中の雑菌を取り除きます。
2
ガラガラ
ガラガラうがいをする
２回目は首を大きく反らせてうがいし、
首の血流を促します。

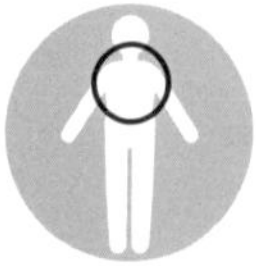

肩・腕のケア

現代人を悩ます肩こりも簡単セルフケアで解消！

肩こりは、国民病と称されるほどまん延しています。長時間にわたって同じ姿勢で過ごしていると、首・肩・背中の筋肉が硬直して毛細血管の血流が悪くなります。すると、**筋肉の細胞に充分な酸素が行き渡らないことで老廃物が溜まり、ひいては、こりとして症状が表れる**のです。スマホやパソコンの長時間の使用や姿勢の崩れ、運動不足など、現代の生活習慣には、肩こりを招く要因がたくさん潜んでいます。また、男性に比べて女性は筋肉量が少ないので、肩がこりやすくなります。

根本的な解決を目指したいなら、セルフケアは必要不可欠です。「肩のゆがみ直し」は2種類ありますが、どちらもシンプルで動きも簡単です。ちょっとしたことですが、こまめなケアが肩こり解消への近道です。

日頃のバッグの持ち方も、肩のゆがみを引き起こす大きな原因になります。肩に負担をかけないバッグの持ち方もご紹介しますので、ぜひ実践してください。体の疲れも溜まりにくくなります

肩のケア

肩のゆがみチェック＆直し

肩こりをはじめ、肩から首すじにかけて表れる症状の多くは、肩から背中にかけて広がっている筋肉がゆがんでいることで引き起こされます。通常、肩のゆがみは左右どちらかに生じているので、まずゆがみをチェックして、それから正すケアを行いましょう。

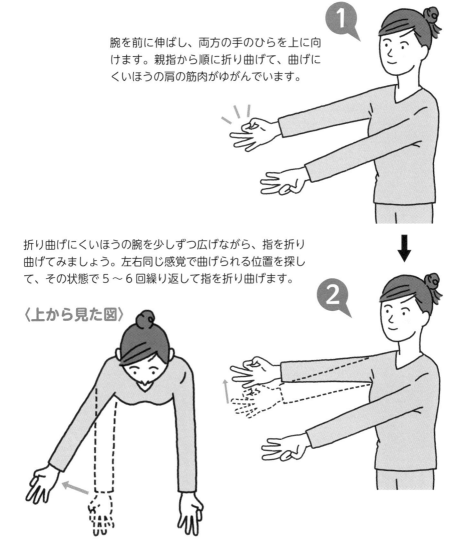

腕を前に伸ばし、両方の手のひらを上に向けます。親指から順に折り曲げて、曲げにくいほうの肩の筋肉がゆがんでいます。

折り曲げにくいほうの腕を少しずつ広げながら、指を折り曲げてみましょう。左右同じ感覚で曲げられる位置を探して、その状態で５～６回繰り返して指を折り曲げます。

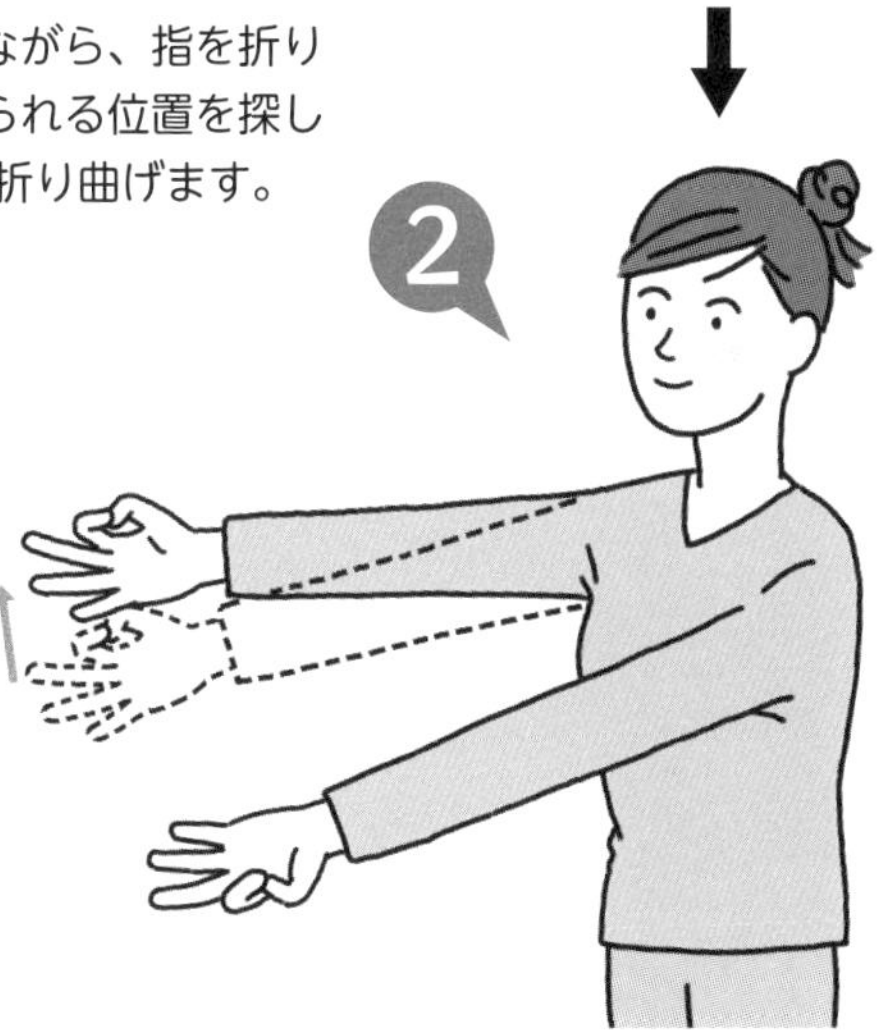

〈上から見た図〉

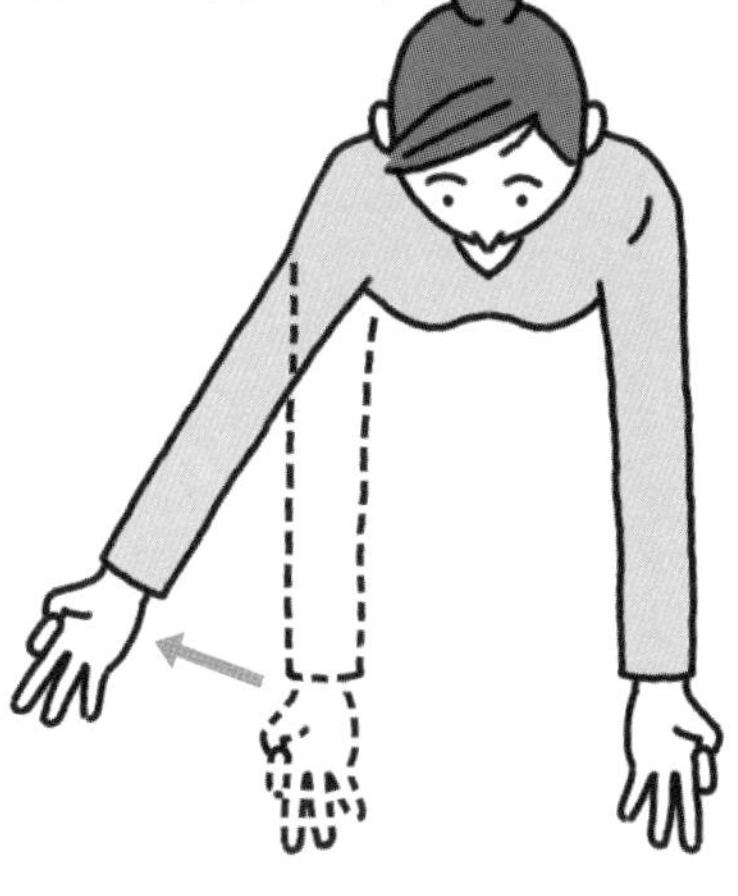

肩・腕のケア

簡単！　肩のゆがみ直し２

利き手をはじめ、体の使い方にクセがあるのはあたり前で、ゆがみが生じるのも仕方がありません。大切なのは、ゆがみを戻すように心がけること。41 ページのケアと組み合わせて実践することで、ゆがみを徐々に矯正できます。

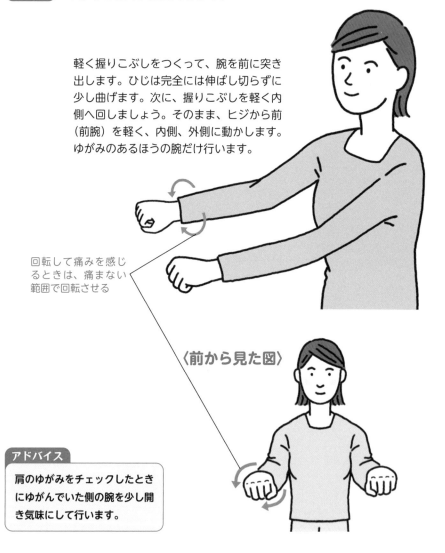

軽く握りこぶしをつくって、腕を前に突き出します。ひじは完全には伸ばし切らずに少し曲げます。次に、握りこぶしを軽く内側へ回しましょう。そのまま、ヒジから前（前腕）を軽く、内側、外側に動かします。ゆがみのあるほうの腕だけ行います。

回転して痛みを感じるときは、痛まない範囲で回転させる

〈前から見た図〉

アドバイス

肩のゆがみをチェックしたときにゆがんでいた側の腕を少し開き気味にして行います。

肩のケア

血流を妨げない！　バッグの持ち方

バッグを持つ際、手さげの持ち手を握りしめたり、ショルダーバッグを肩にかけたり、多くの人が、肩に負担をかける持ち方をしています。肩に負担をかけないバッグの持ち方をすれば、肩のゆがみや血行不良の予防にもなります。

〈ぐっと曲げたひじで持つ〉

腕からさげるときは、ひじの関節にかけて、そのままぐっと関節を曲げます。手は親指のある側が体に向くようにします。

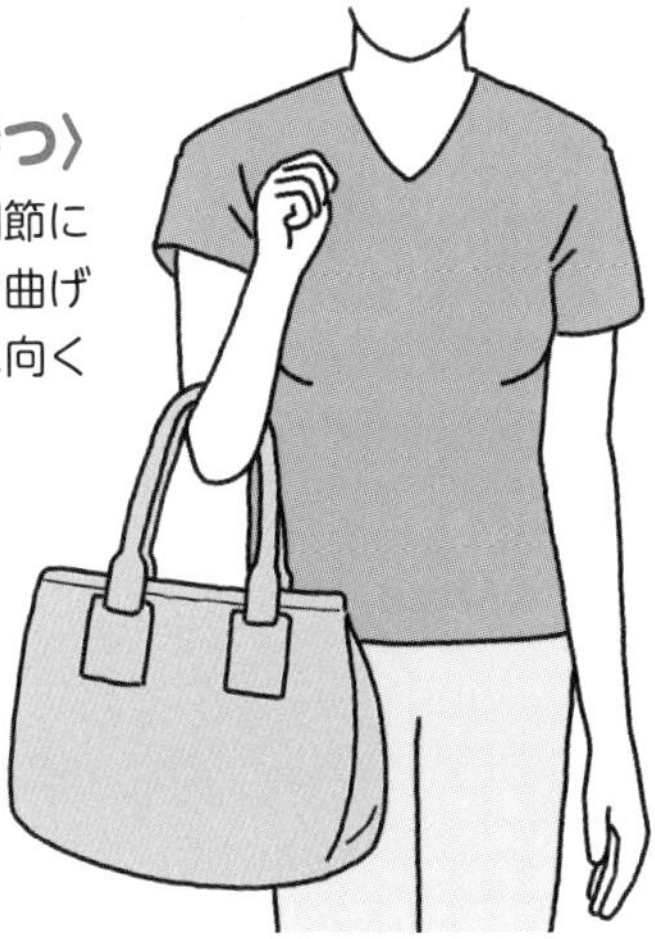

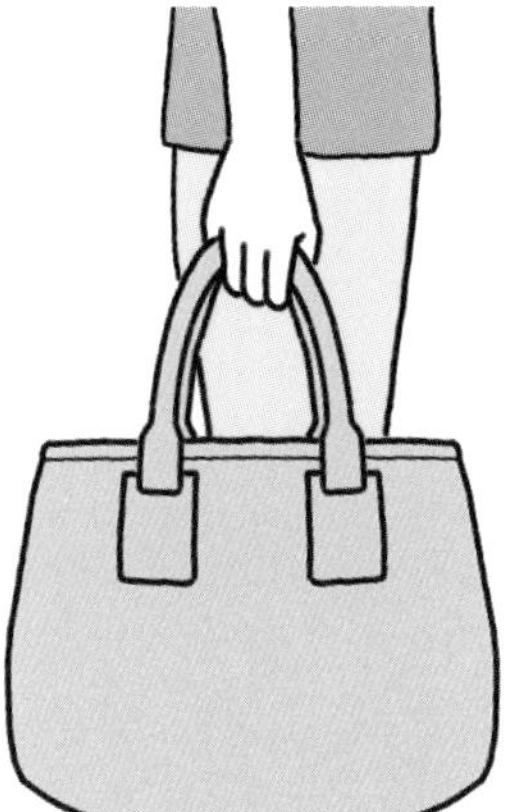

〈つかむときは指３本〉

手でつかんで持つ場合は、３本の指でつかみます。薬指だけで持つイメージです。

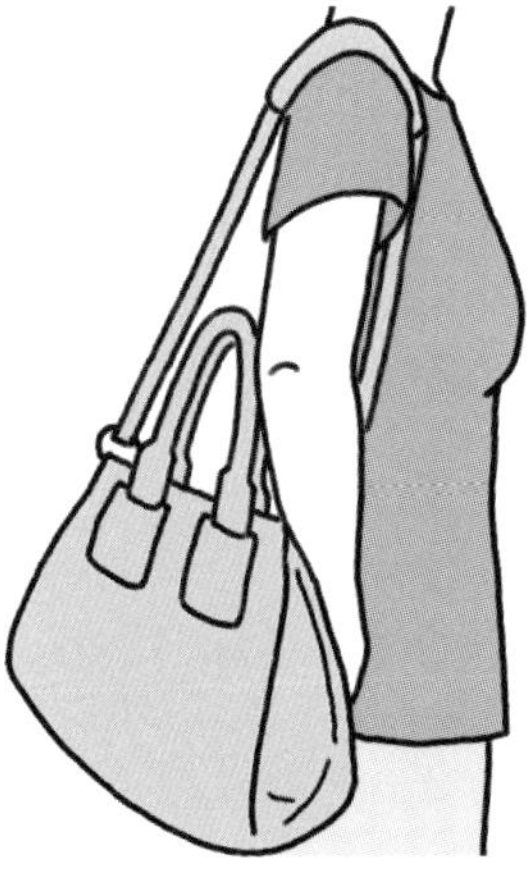

〈ショルダーは骨盤にのせる〉

肩にかけたバッグを腰にまわし、骨盤にのせます。腰とバッグの間に、手のひらを外側に向けて差し込むと、バッグが軽く感じられます。

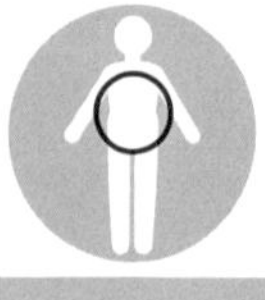

お腹回りのケア

スッキリお腹を手に入れて、内臓の働きも改善！

ほかの部位と同様に、お腹回りにもさまざまな筋肉がついていますが、なかでも、腹直筋《ふくちょくきん》と呼ばれる広い筋肉が、お腹回りを支える働きを担っています。

腹直筋は、本来ならば逆三角形のような形をしています。しかし、この筋肉が重力によって引っぱられ続けていると、ひょうたんのような形になってしまうことがあります。これが、ぽっこりお腹や三段腹、お腹のシワの元になります。また、骨盤のゆがみやねじれにもつながり、腰痛や内臓の働きの悪化を招きます。

そこで、腹直筋を伸ばして、形を正すケアをご紹介します。**腹直筋を伸ばせば、体の血めぐりがスムーズになり、お腹回りがスッキリ。内臓の働きもよくなります**。また、腹直筋を伸ばすことで姿勢がよくなるので、肩こりをはじめ、さまざまな不調の改善にもつながり、見た目にも若々しくなります。

体型を整えるには、食事量や栄養バランスに目を向けるだけでなく、こうした体のケアは不可欠です。ダイエット中の人には特におすすめです。

お腹のケア

ぽっこりお腹解消！　仰向けで腰ふり

腰をゆっくり左右にふることで、重力により引っぱられ、骨盤回りに垂れ下がった筋肉がスッキリ整います。ぽっこりお腹や三段腹を解消したい人に、特におすすめのエクササイズです。ヒップアップの効果もあり、さらに、内臓の働きも活性化します。

床に仰向けになり、腰を浮かせます。この姿勢のまま、息を大きく吸いながら腰をどちらか（右または左）に振り、息を吐きながらもとの位置に戻します。続いて反対側（左または右）も同様に行いましょう。左右それぞれ５～６回行います。

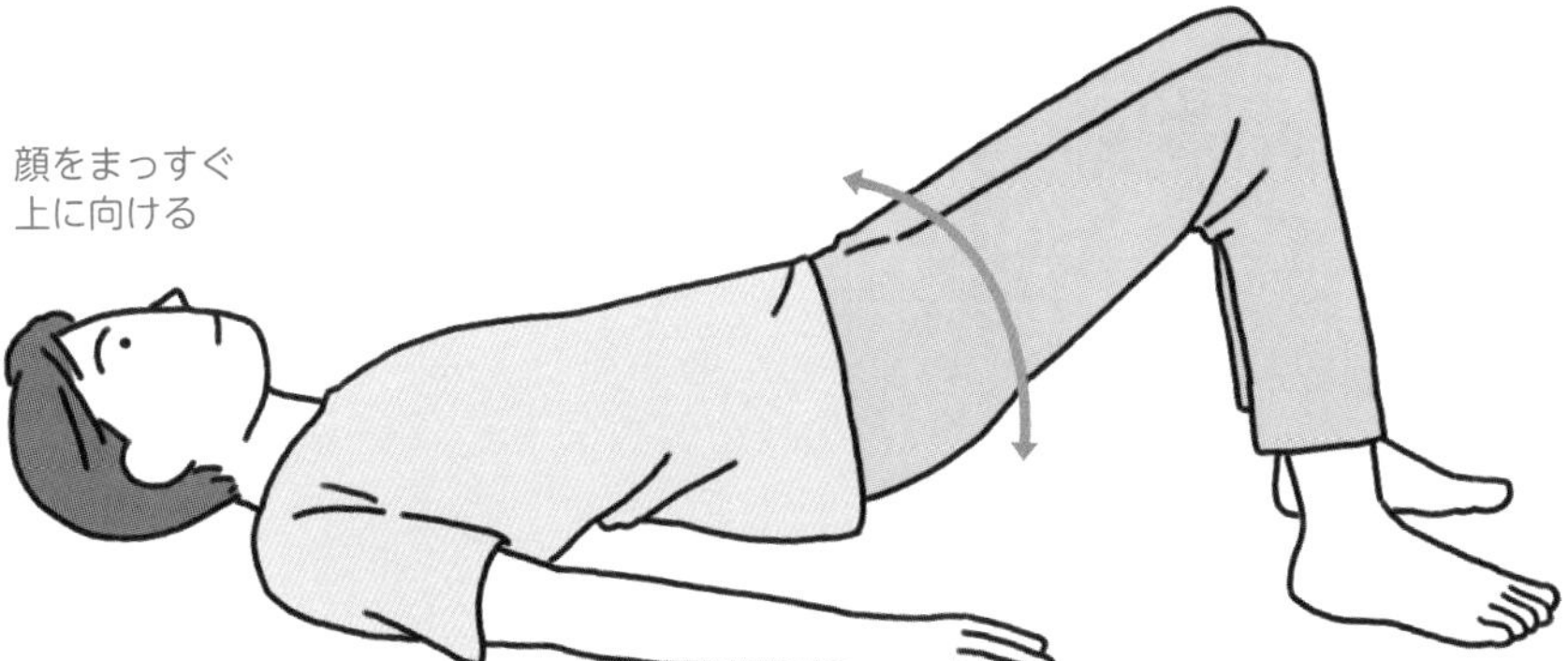
左右の足は肩幅程度に開き、無理のない姿勢で山型にひざをたてる
顔をまっすぐ上に向ける
可能なら背中も床から離す
手のひらを下に向けて腕はラクに

お腹のケア

簡単！　段ボールで腹直筋伸ばし

手軽に手に入る段ボールを使って、簡単に取り組める、腹直筋を伸ばすケアです。12 センチ× 6 センチの段ボールをお腹にあてるだけで、自然とお腹がまっすぐ伸びます。この姿勢を保つことで、腹直筋のゆがみを整えるトレーニングになるので試してみてください。

〈切り取った段ボール〉

段ボールの中心に印をつけます。

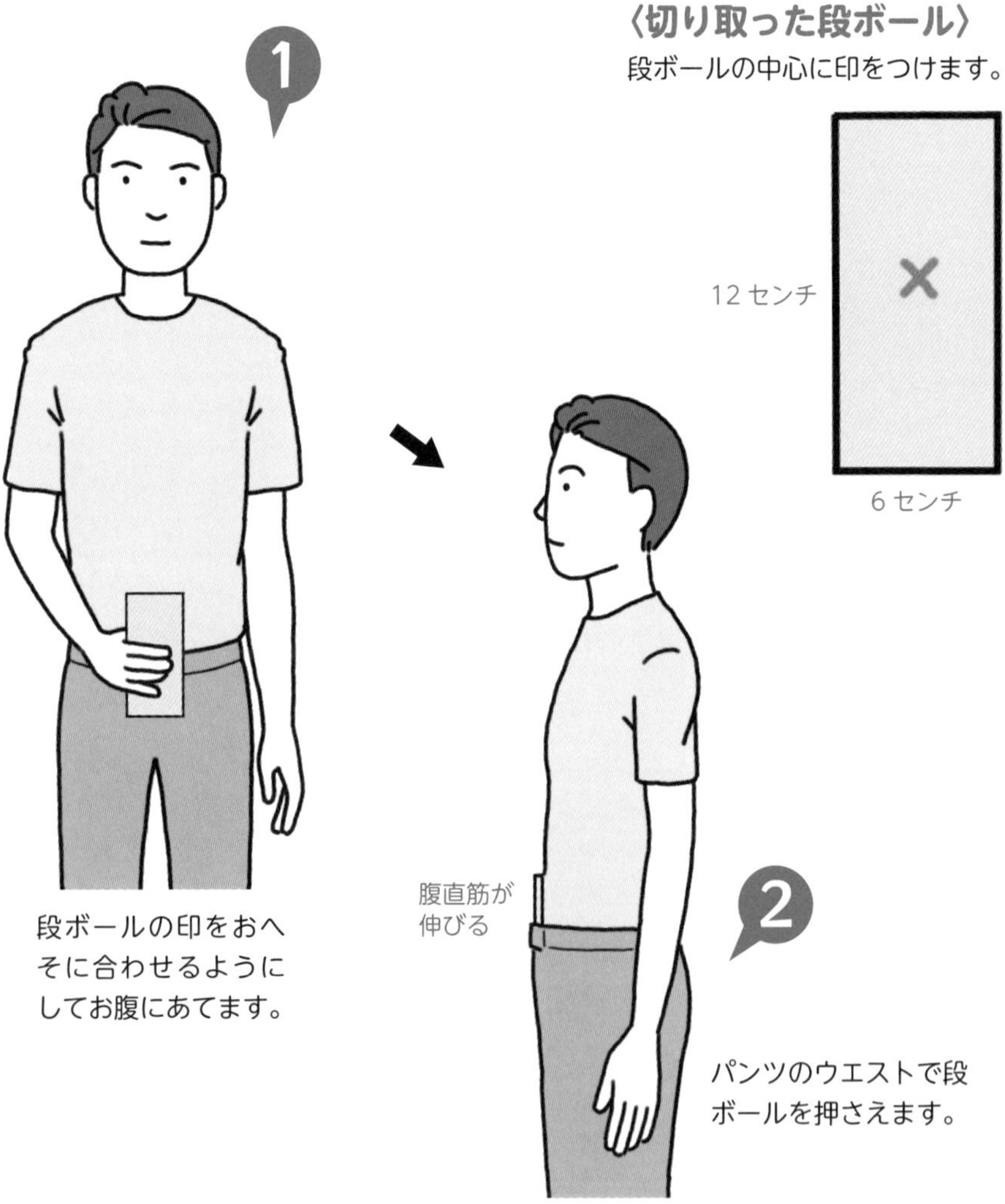

段ボールの印をおへそに合わせるようにしてお腹にあてます。

パンツのウエストで段ボールを押さえます。

お腹のケア

休憩中に最適！　腹式呼吸で腹直筋伸ばし

イスに座りながら、腹直筋を整える方法もあります。ちょっとした空き時間に、道具要らずで気軽にできます。姿勢がよくなるほか、腹式呼吸によりリラックスができ、インナーマッスルも鍛えられ、血流も促進されます。

1

イスに浅く座り、両足を開きます。足先をできるだけ外側に向けましょう。

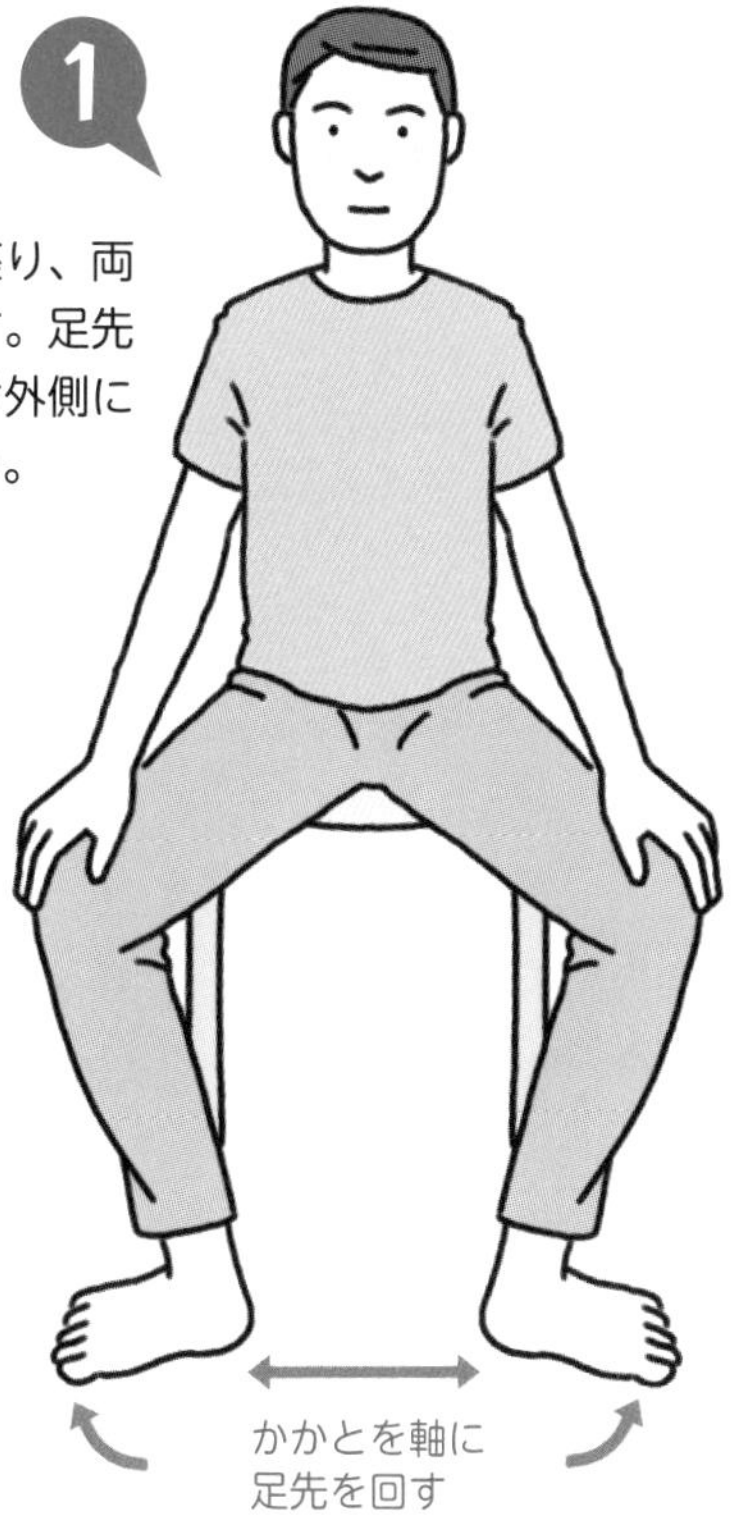

2

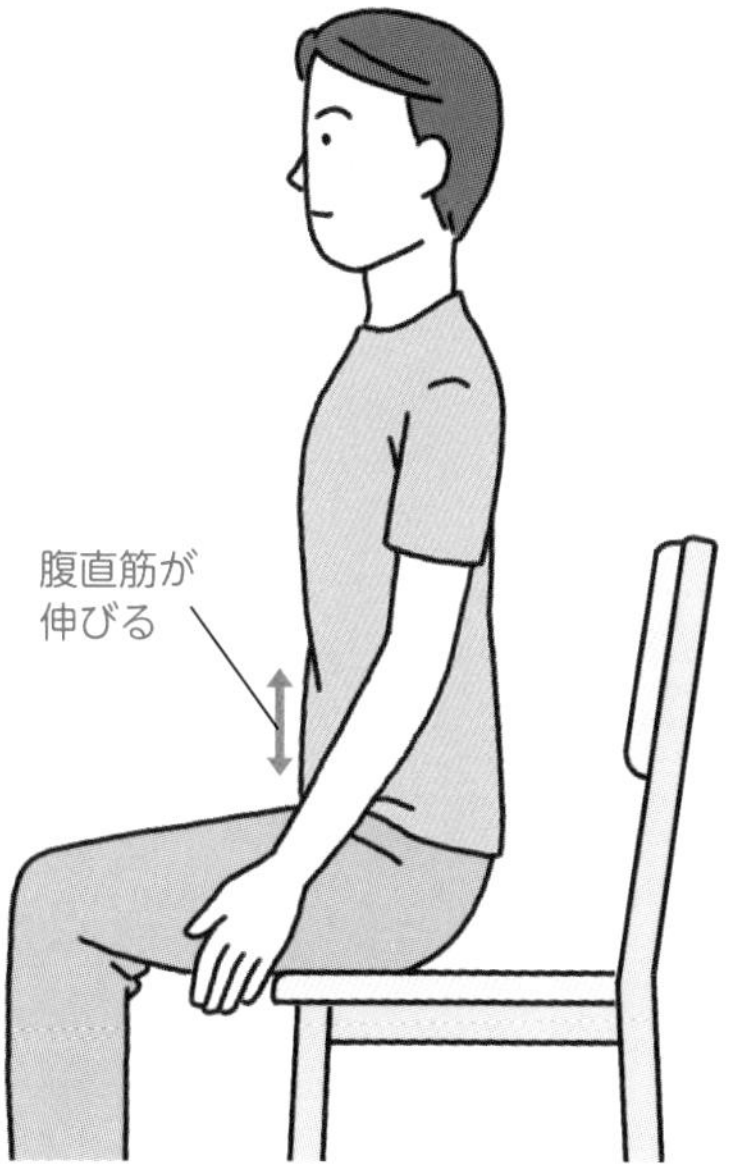

息を吐きながら、
お腹をへこませます。

アドバイス

腹式呼吸がうまくできない人は、声を出しながら息を吐くとよいでしょう。

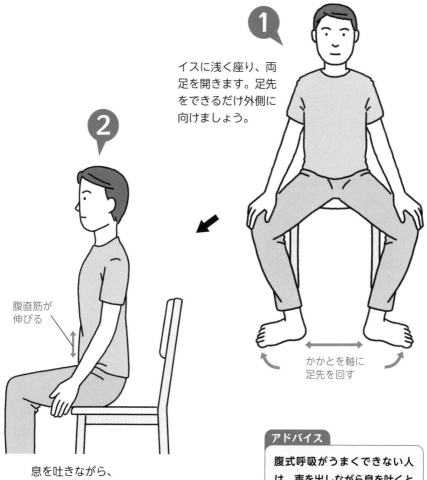

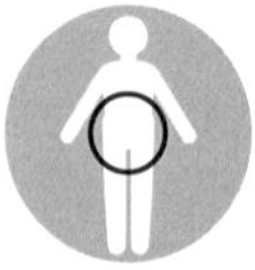

腰回りのケア

正しい姿勢と筋力アップで、腰痛ケア&スタイルアップ！

腰は、体の上半身と下半身を結びつける要のような場所。腰回りの骨格は、5つの腰椎《ようつい》と骨盤（仙骨《せんこつ》、尾骨《びこつ》、腸骨《ちょうこつ》、恥骨《ちこつ》、坐骨《ざこつ》）で構成されています。そして、これらを強力に支えるのが、大臀筋《だいでんきん》、中臀筋《ちゅうでんきん》といったお尻の筋肉です。

腰は体の中心に位置する大事な部位であるだけに、腰回りのトラブルは全身に影響を及ぼします。たとえば、腰回りの骨格がゆがむと姿勢が崩れます。そうすると筋肉が圧迫されて、毛細血管の血流が悪くなり、さまざまな不調につながってしまいます。

背すじを伸ばして体の姿勢をよくすることや、腰回りの筋力アップは、毛細血管の血流改善に欠かせません。ここでは、姿勢を正しく保つためのイスの座り方と、お尻の筋肉を鍛えるエクササイズを紹介しましょう。また、タオルを使った簡単なエクササイズも、ぜひ実践してください。腰痛予防や血流アップに役立ちます。

姿勢を正す、腰回りの筋肉を鍛える。こうしたケアが全身の美容と健康のカギを握るのです。日頃から姿勢を正しく保てば、体のラインも自然と整います。

腰のケア

血流アップ！　姿勢がよくなる座り方

腰回りの血流改善の効果を最も期待できるのは、イスに逆向きで座る方法です。けれども、オフィス時間など、イスに逆向きで腰かけることができないケースも多いでしょう。そこで、通常どおりの向きで腰かけながら、姿勢を正す方法もあわせて紹介します。

〈腰の血流改善に効果大の座り方〉

イスに逆向きにまたがって座り、お腹から胸を、背もたれにくっつけると、背中のちょうど腰椎あたりで､「く」の字の状態になります。この状態は、腰回りの血流を妨げません。

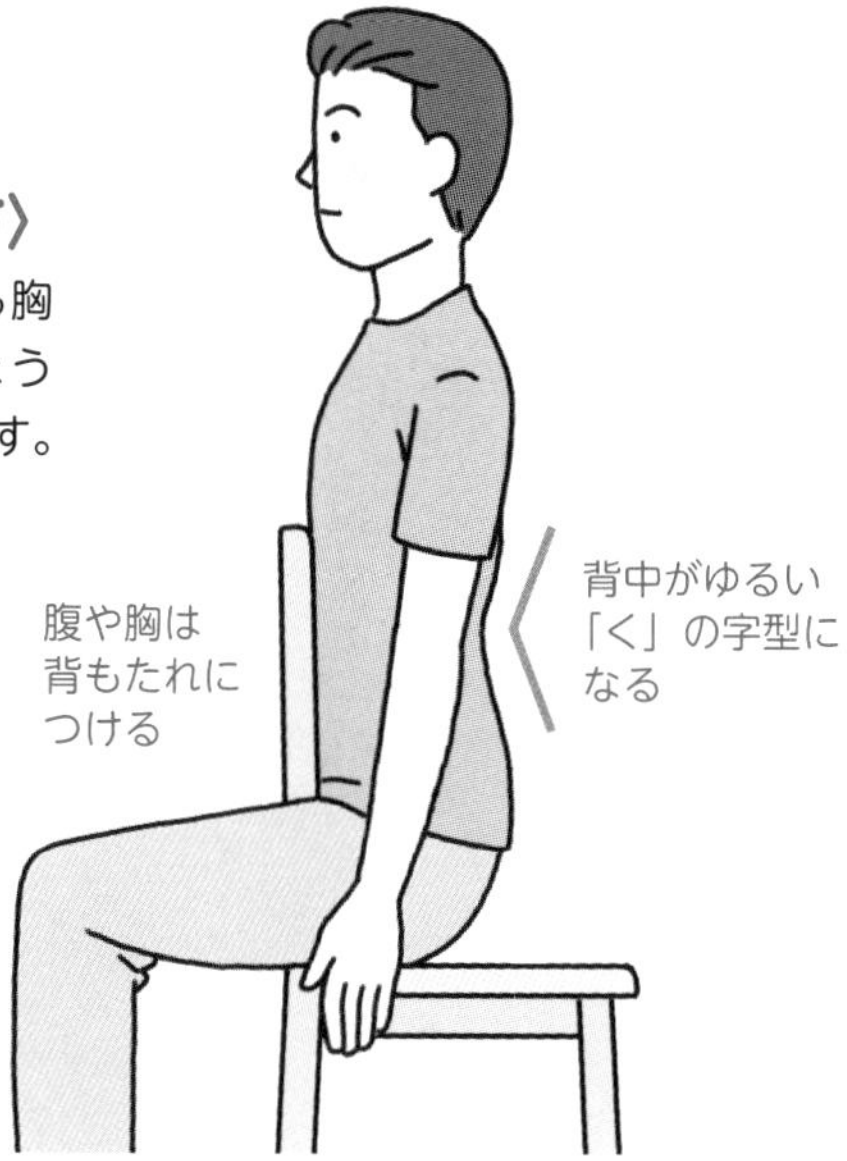
腹や胸は
背もたれに
つける
背中がゆるい
「く」の字型に
なる

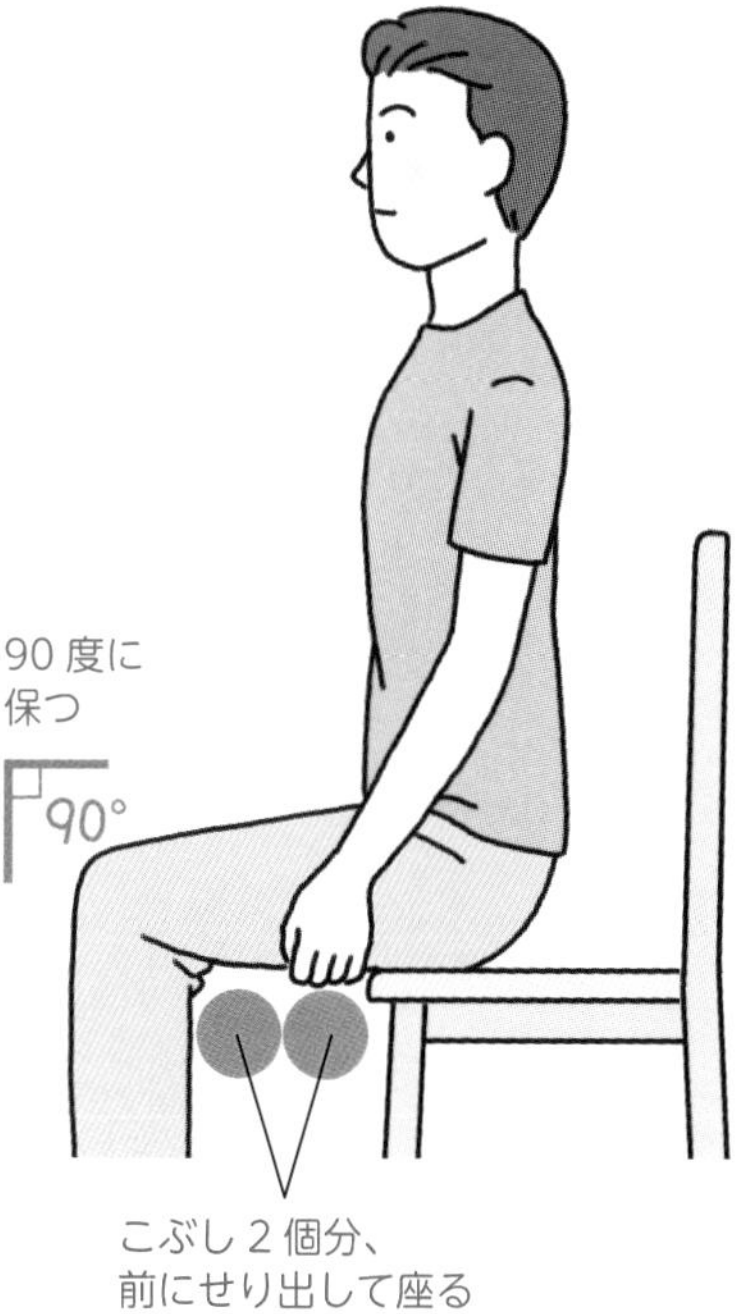
90度に
保つ
90°
こぶし2個分、
前にせり出して座る

〈日常的におすすめの座り方〉

背もたれを使わずに、ひざの内側からイスの端まで、こぶし2個分くらい空けて腰かけます。ひざの角度は90度に保ちましょう。すると、背すじがまっすぐに伸びやすくなります。

アドバイス

体にゆがみのある人は、左右どちらかを少し前気味にして座ると気持ちがよいです。試してみてください。

お尻のケア

ヒップアップ効果あり！　お尻持ち上げ

お尻の筋肉・大臀筋は、つねに重力により下に引っぱられているので、年齢とともに垂れ下がってしまいます。お尻をキュッと引き締めるには、大臀筋のケアが欠かせません。わずか 1 分ほどあればできるので、ぜひ習慣化して、美尻を目指しましょう。

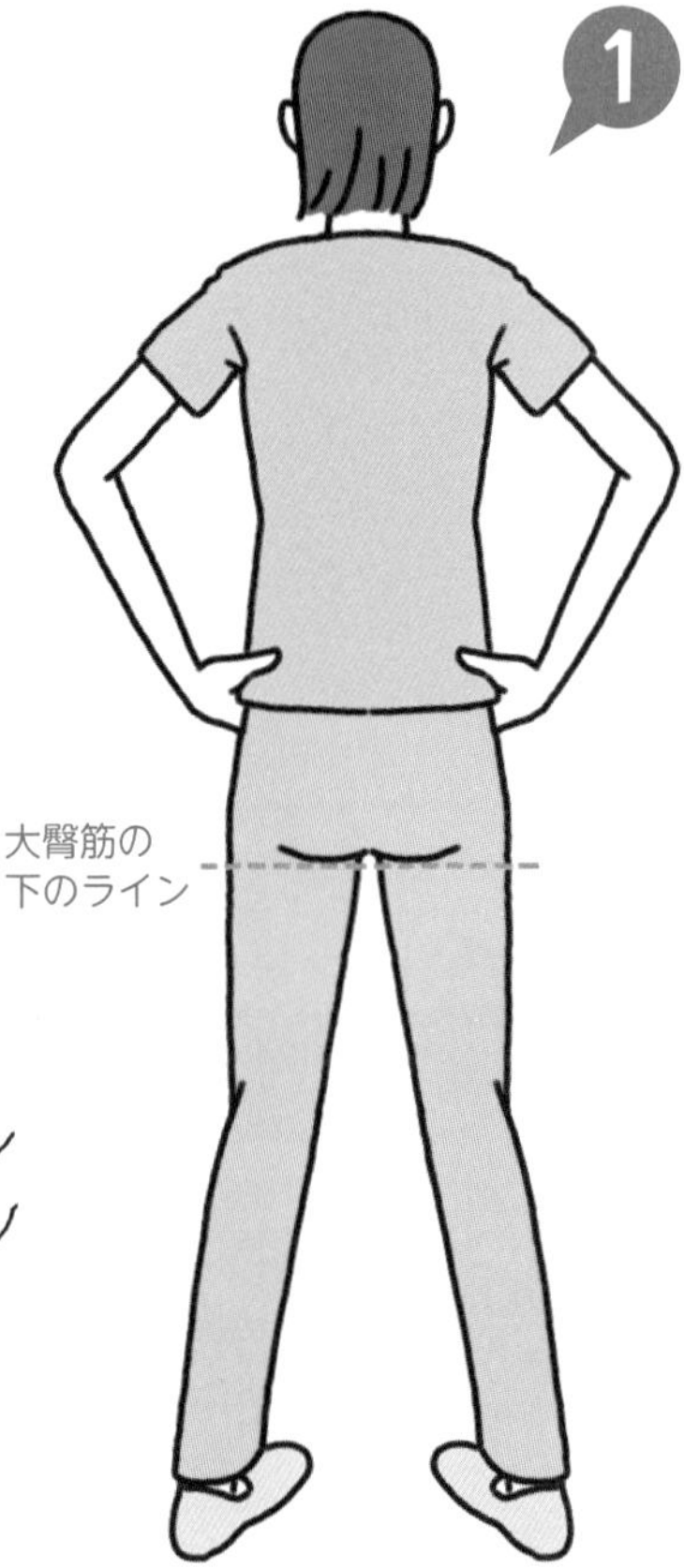

かかとをできるだけ外側へ向けて、「ハ」の字に足を開きます。

大臀筋の下のラインに合わせて、両手を添えます。軽く、表面だけを持ち上げるように支えて、1 分間キープしましょう。

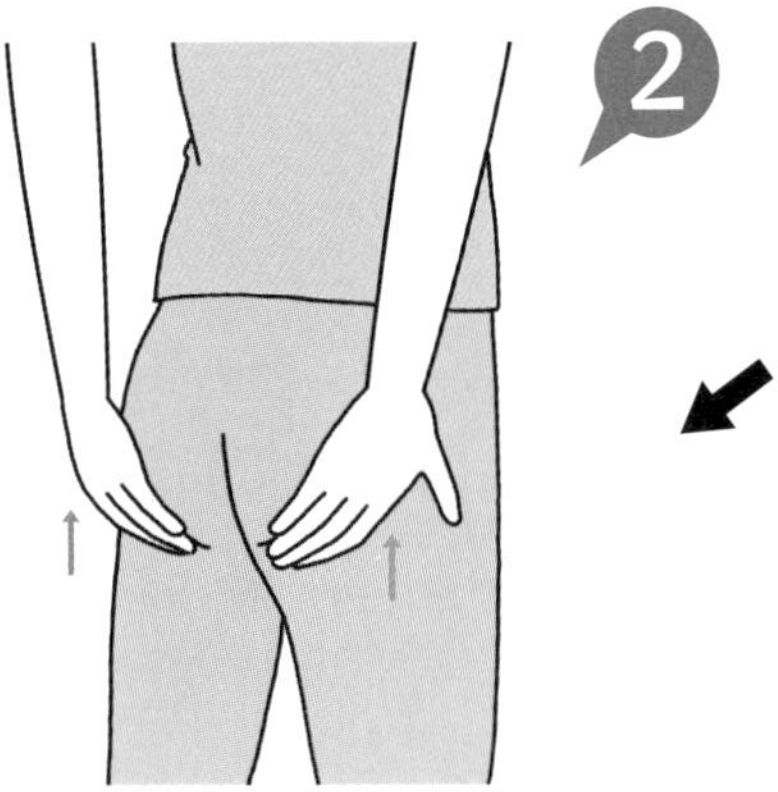

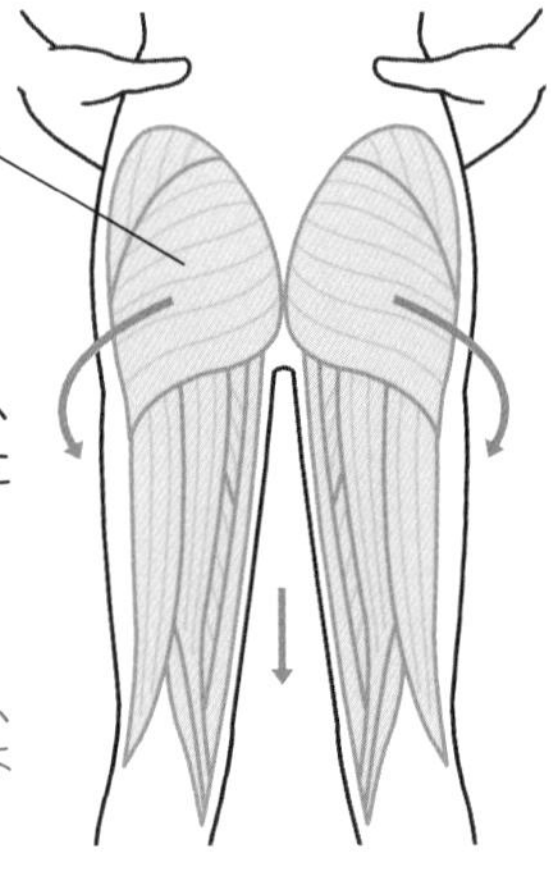

〈お尻の筋肉〉

お尻の筋肉は大きく、つねに強い重力で下に引っぱられています。

下向きの力が働くと、筋肉はらせんを描くように垂れ下がっていく

お尻回りのケア

シェイプアップ！　タオルで血流を改善

バスタオルや大きめのフェイスタオルなどを縦に細長く巻き、輪ゴムなどで留めたものを用意し、それを使ってヒップアップ＆血流アップを目指すケアです。腰痛防止に役立つ腰のケアと、筋肉が集中する太ももものケアも紹介します。

〈タオルで太ももゆすり〉

イスに腰かけて、太もも下にタオルを通し、軽くゆすります。左右ともに行いましょう。

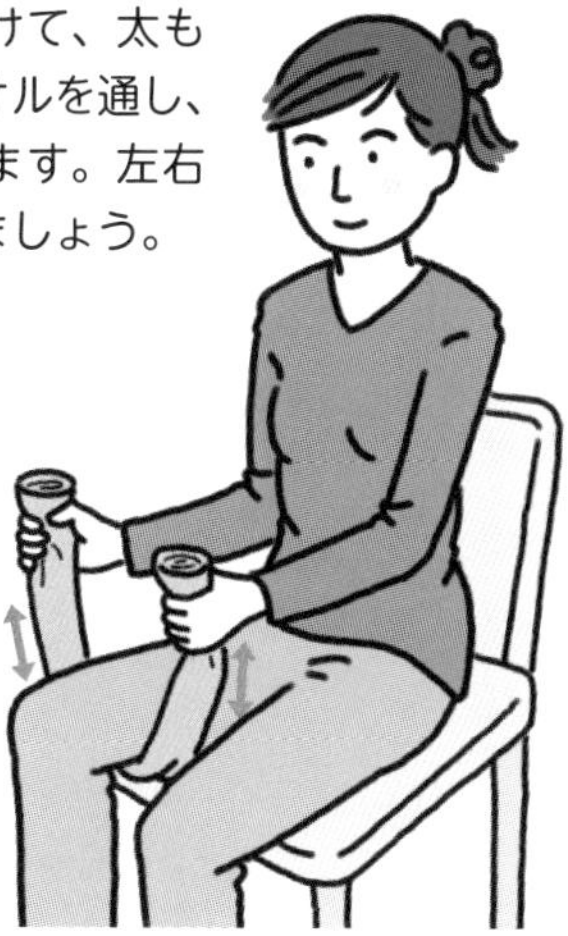

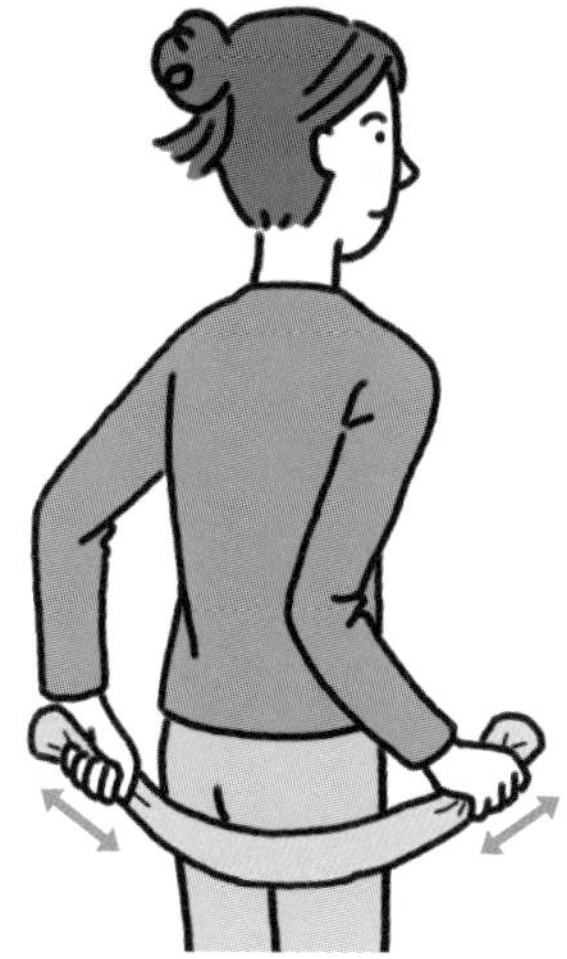

〈タオルでお尻ゆすり〉

お尻の付け根あたりにタオルをあてて、軽くゆすりましょう。

〈タオルで腰ゆすり〉

腰にタオルをあてて、軽くゆすります。

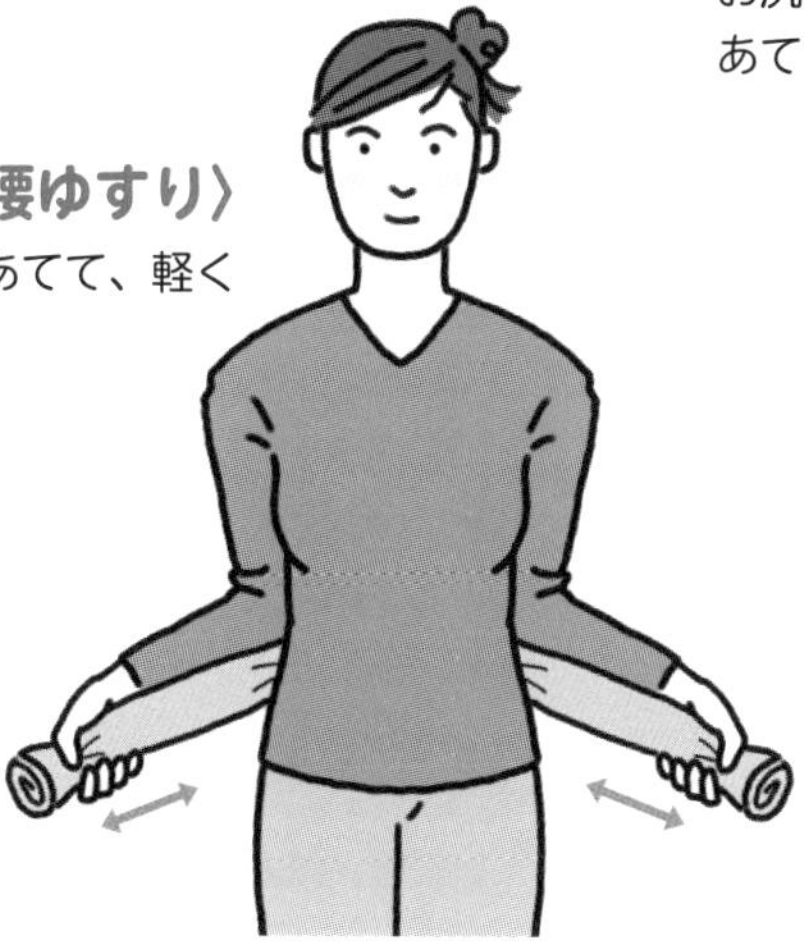

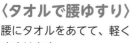

アドバイス

どれも血流がアップするケアですが、特に太ももは全身の血流改善に役立ちます。

足のケア

血流の要・ふくらはぎケアで若返りと健康を目指す！

足は、体の下半分に位置しているので、体重の影響を大きく受けやすく、筋肉が本来の位置から下がったり、ねじれたりしやすいところです。毛細血管の血流も滞りがちなので、足のケアは非常に大切です。**特にふくらはぎは、下半身から心臓へと血液を送り返すポンプの役割を果たす、体の血めぐりの最重要ポイントです**。

まずは、足のゆがみを正す方法と、ケアの効果をより高める方法をご紹介します。続いて、足の指、足裏、足首回り、すね、ふくらはぎ、ひざの順に、各部位のケア法をお伝えしましょう。指圧したり、マッサージしたり、どれもシンプルなものばかりで、全部行っても所要5～6分程度です。こまめにケアするのが大切です。

〈指圧の仕方〉

指の腹で、肌に垂直に押します。指の弾力を使って、そっと置くようなイメージです。

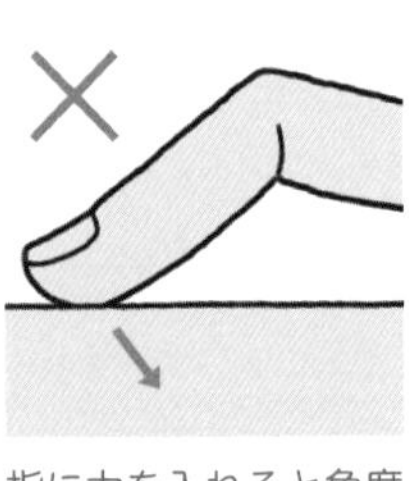

指に力を入れると角度がついてしまい、筋肉が余分に引っぱられてしまうのでNG

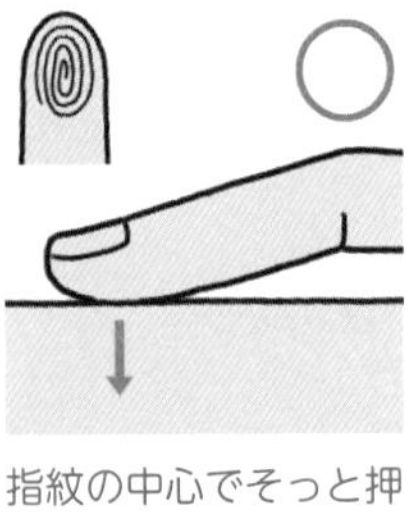

指紋の中心でそっと押す

足のケア

朝イチに！　仰向けで足のゆがみ直し

起床時に、簡単なエクササイズで、体の調整をしましょう。起き抜けのわずか１分でできるので、忙しい人でも大丈夫。まずは左右の足の重さの違いをチェックし、足上げを繰り返すうちに、自然と体のゆがみが修復され、バランスが整っていきます。

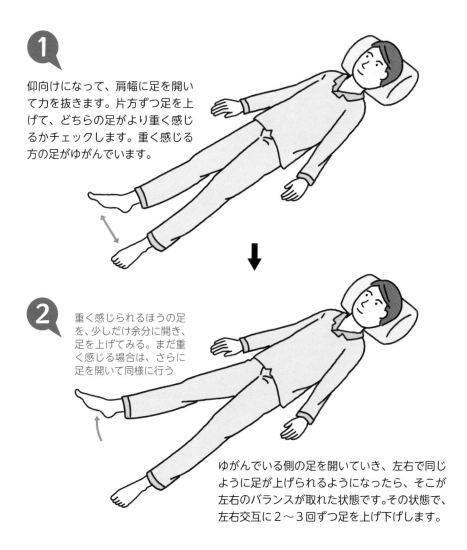

1

仰向けになって、肩幅に足を開いて力を抜きます。片方ずつ足を上げて、どちらの足がより重く感じるかチェックします。重く感じる方の足がゆがんでいます。

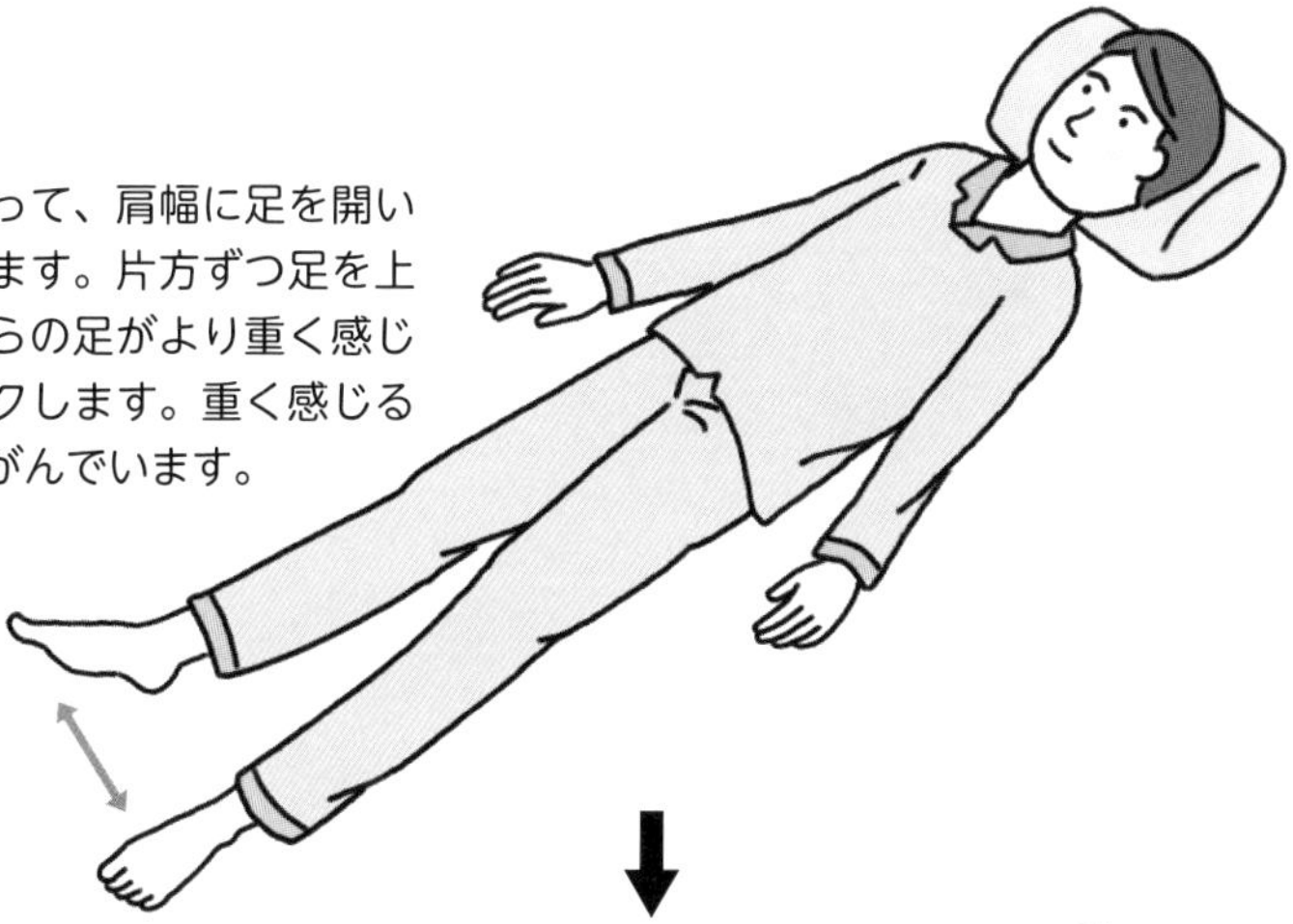

2

重く感じられるほうの足を、少しだけ余分に開き、足を上げてみる。まだ重く感じる場合は、さらに足を開いて同様に行う

ゆがんでいる側の足を開いていき、左右で同じように足が上げられるようになったら、そこが左右のバランスが取れた状態です。その状態で、左右交互に２～３回ずつ足を上げ下げします。

足のケア

立ち姿勢でできる足のゆがみ直し

立っているときも、体のゆがみを正す立ち方をしましょう。左右どちらかの足を軽く後ろへ引いて、ラクに呼吸できる姿勢をチェック。体調によって左右が変わるケースもあります。通勤電車など、長時間立つときは、足を引いて呼吸がラクな姿勢を意識してください。

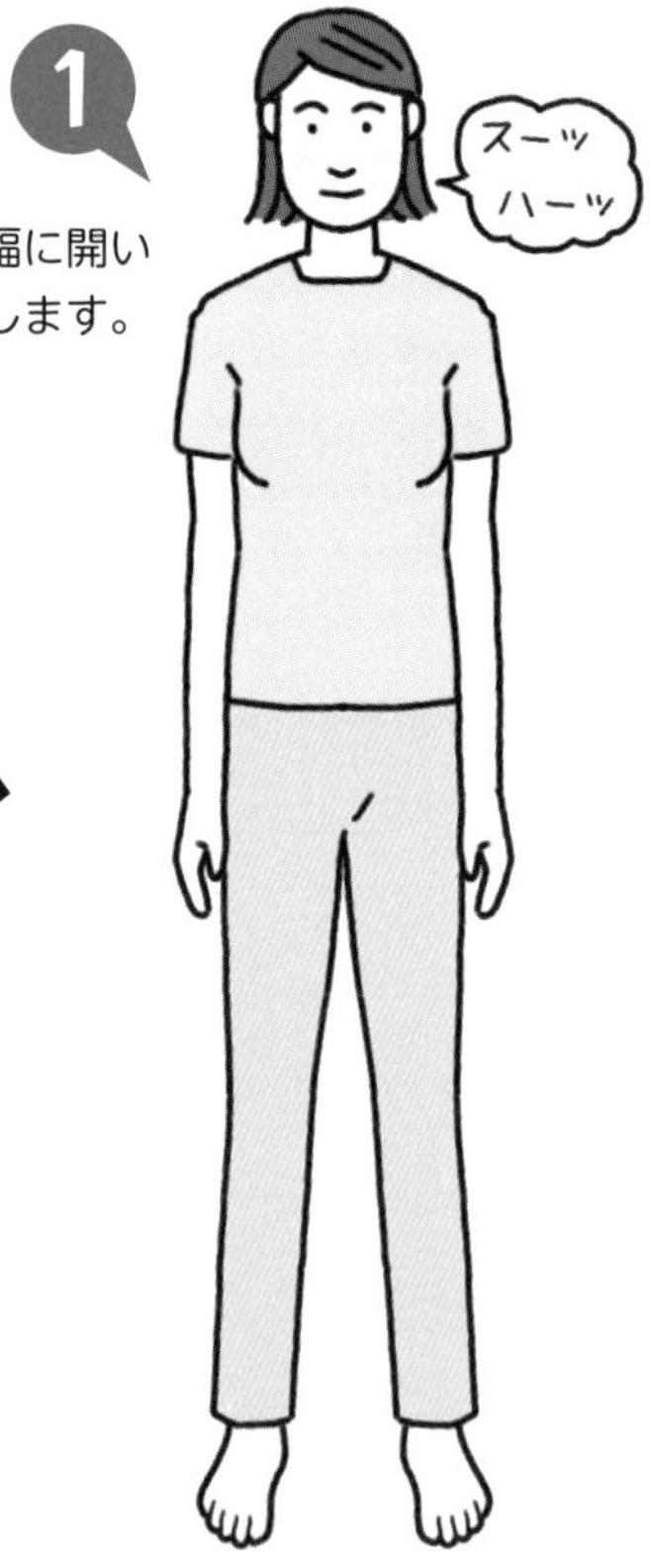

両足を肩幅に開いて深呼吸します。

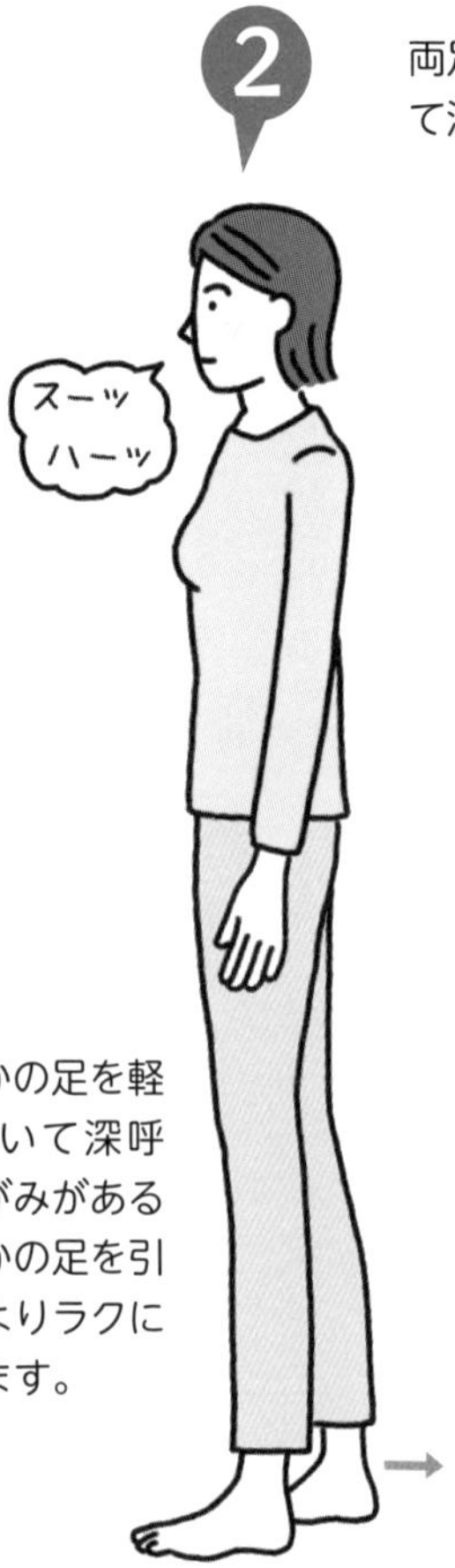

左右どちらかの足を軽く後ろへ引いて深呼吸。体にゆがみがあると、どちらかの足を引いたとき、よりラクに呼吸ができます。

アドバイス

呼吸がラクな足の引き姿勢を覚え、一日中、なるべくその姿勢で立つようにしましょう！

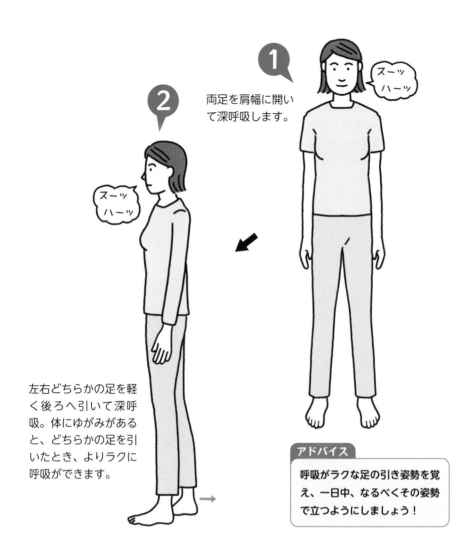

足のケア

マッサージ前に行う足の3点ほぐし

足の筋肉をほぐす方法を3つご紹介します。これらを行うことで、足のケアの効果を高められます。どれか1つでもよいので、ぜひ実践してみてください。いずれも心身のリラックスにつながるので、ちょっとした空き時間に行うのもおすすめです。

〈足湯〉

38～40度くらいのぬるめのお湯を洗面器やたらいにはります。素足でお湯に浸かり、5～10分程度温めましょう。

くるぶしからこぶし1つ分上ぐらいまで浸かる

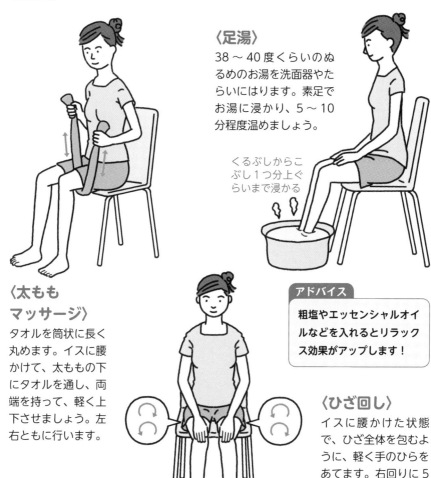

〈太ももマッサージ〉

タオルを筒状に長く丸めます。イスに腰かけて、太ももの下にタオルを通し、両端を持って、軽く上下させましょう。左右ともに行います。

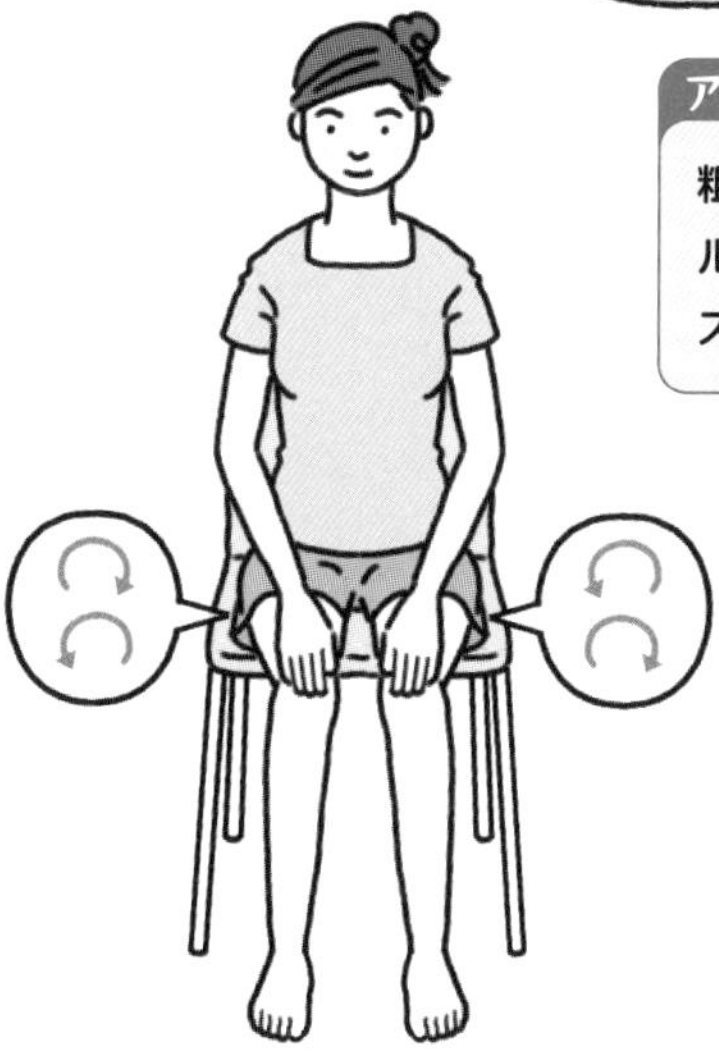

アドバイス

粗塩やエッセンシャルオイルなどを入れるとリラックス効果がアップします！

〈ひざ回し〉

イスに腰かけた状態で、ひざ全体を包むように、軽く手のひらをあてます。右回りに5回、左回りに5回ほど、ゆっくりやさしくひざを回しましょう。

足指のケア

ケアは末端からスタート！　足指回し

体に生じた最初のねじれはごく小さくても、末端に行くほど、ねじれが大きくなります。足のケアは、体のねじれの影響を受けやすい末端（＝足の指）のケアから始めましょう。「足指回し」をすることで、足の指が本来の正しい向きに戻ります。

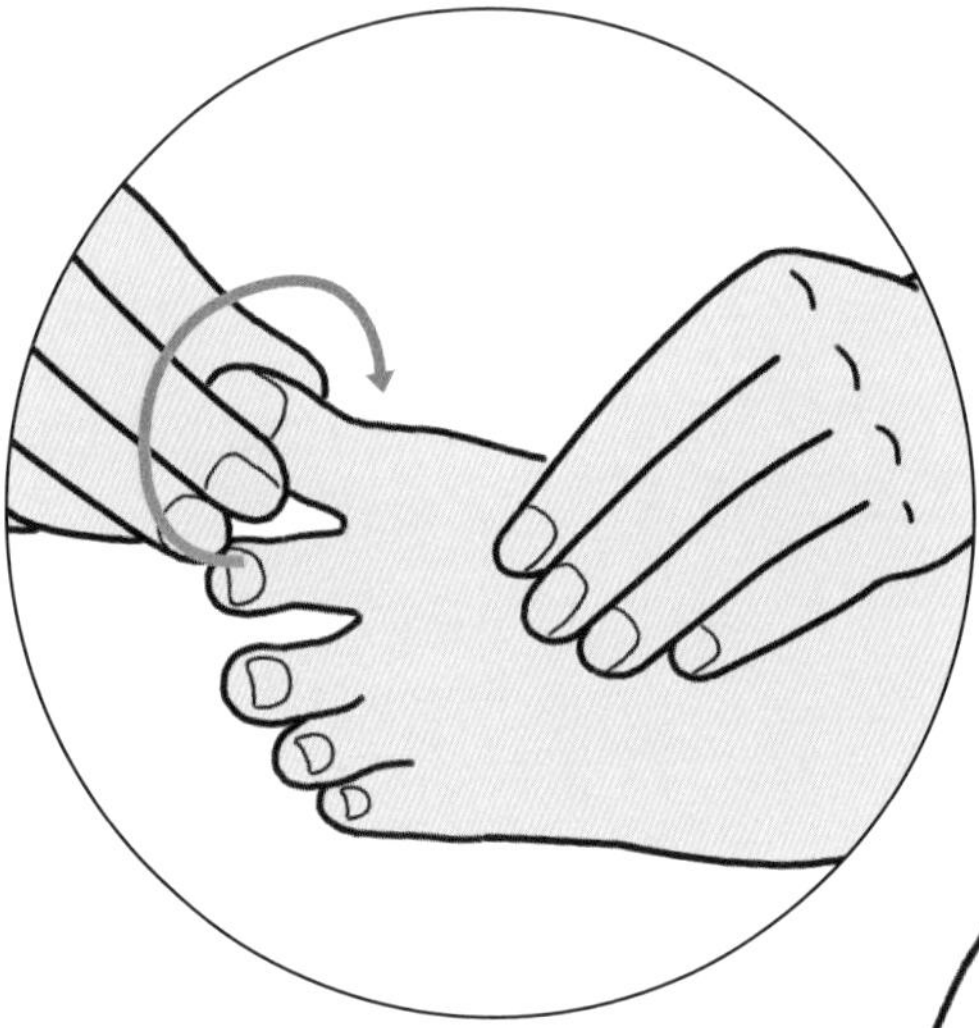

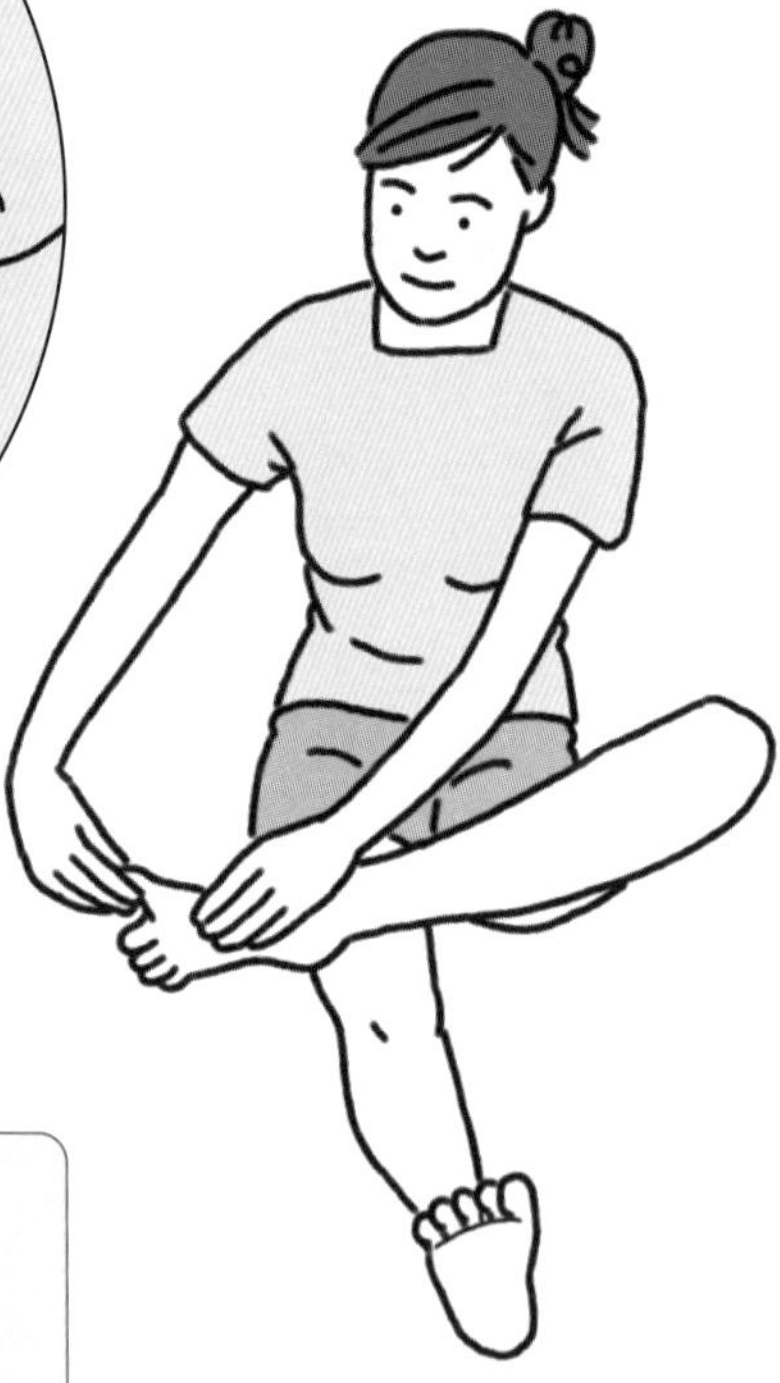

親指と人差し指で、足の指をやさしくつまみ、左右すべての足指を時計回りに５回、反時計回りに５回ずつ回します。小さな円を描くイメージで。

アドバイス

足には重力がかかるので、各関節でねじれたり、横を向いたりしているケースが少なくありません。指本来の正しい向きは、足の甲から各指の先までまっすぐになっている状態です。

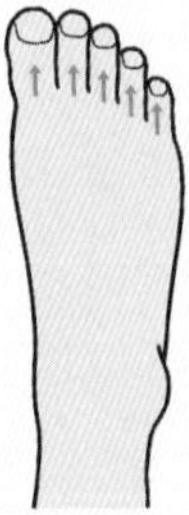

足指のケア

足先から若返り！　足の甲の骨間押し

足の指の骨と骨の間にある筋肉をプッシュして、血流を促進するマッサージです。プッシュするといっても力を込める必要はありません。人差し指でやさしく押すだけで充分。シンプルなケアですが、ねじれていた筋肉の角度を正しく整える効果が期待できます。

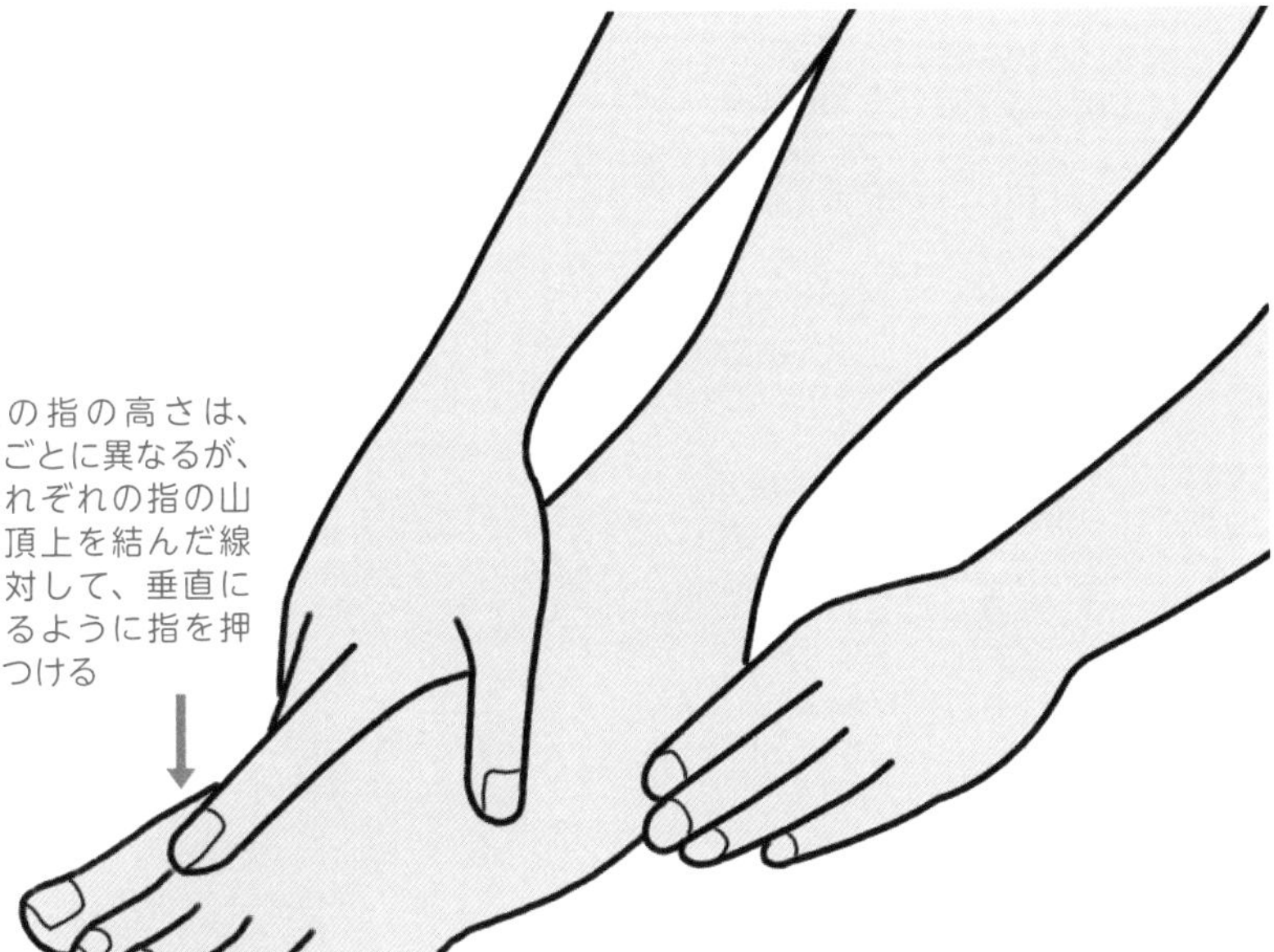
足の指の高さは、指ごとに異なるが、それぞれの指の山の頂上を結んだ線に対して、垂直になるように指を押しつける

足の甲の骨間を、人差し指で各５秒ぐらいずつ軽く押しつけます。足の親指と人差し指の間、人差し指と中指の間、中指と薬指の間、薬指と小指の間、計４か所です。両足ともに行ってください。

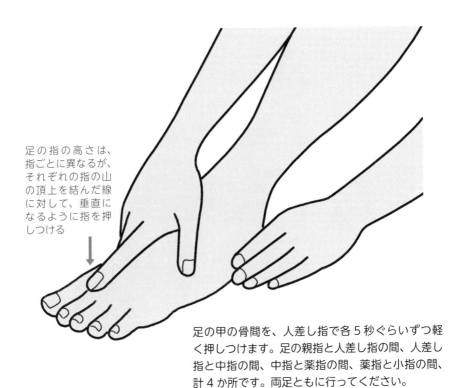

足裏のケア

パワフルなツボ！　足裏３点押し

足裏には多くのツボがありますが、なかでも健康に効果があるといわれる重要なツボ３つを厳選。湧泉（ゆうせん）、足心（そくしん）、失眠（しつみん）を指圧します。ギュッと押すのではなく、親指の腹でゆっくりと、指紋の中心を垂直にそっと押しあてるのがコツです。

〈足裏の３点〉

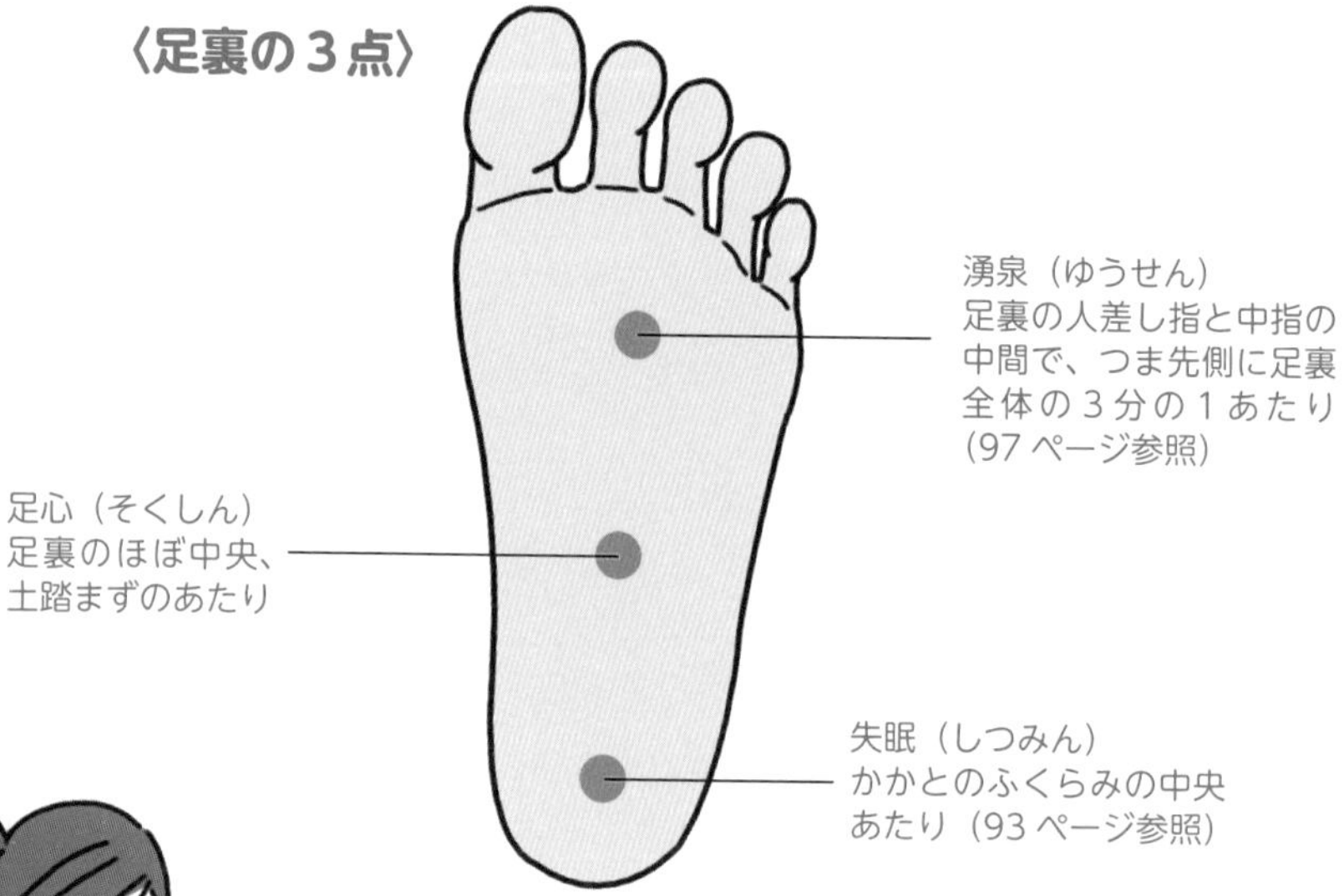
湧泉（ゆうせん）
足裏の人差し指と中指の中間で、つま先側に足裏全体の３分の１あたり
(97 ページ参照)
足心（そくしん）
足裏のほぼ中央、土踏まずのあたり
失眠（しつみん）
かかとのふくらみの中央あたり（93 ページ参照）

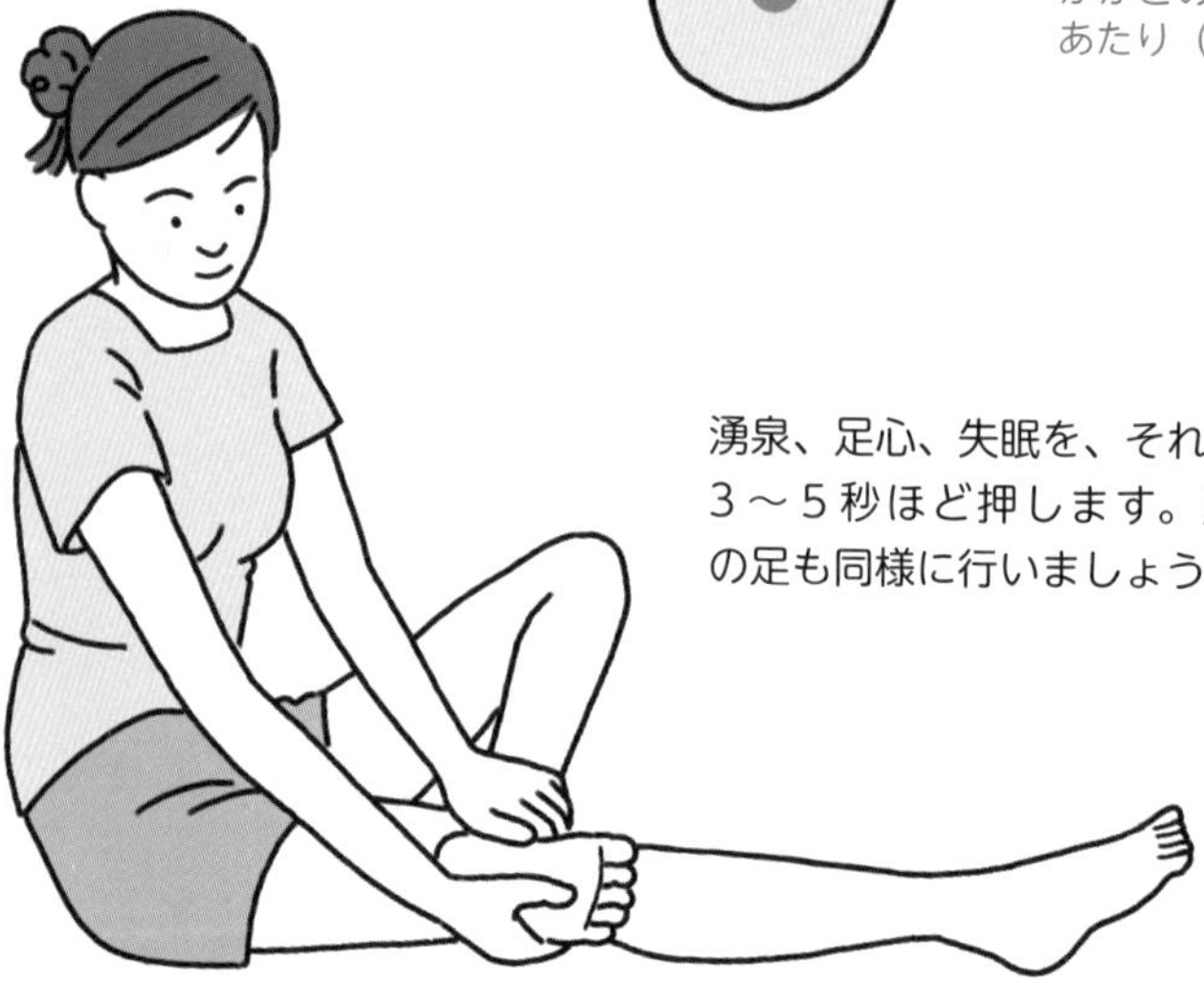

湧泉、足心、失眠を、それぞれ３～５秒ほど押します。反対の足も同様に行いましょう。

足裏のケア

１日の疲れを解消！　かかとさすり

体全体の重さがかかるかかとは、足の血流にとって重要な部位でもあります。かかとの中心に手のひらをあて、さすりましょう。就寝前に行うのが特におすすめ。足の疲れをその日のうちに解消することで、睡眠の質が上がり、スッキリ朝を迎えられます。

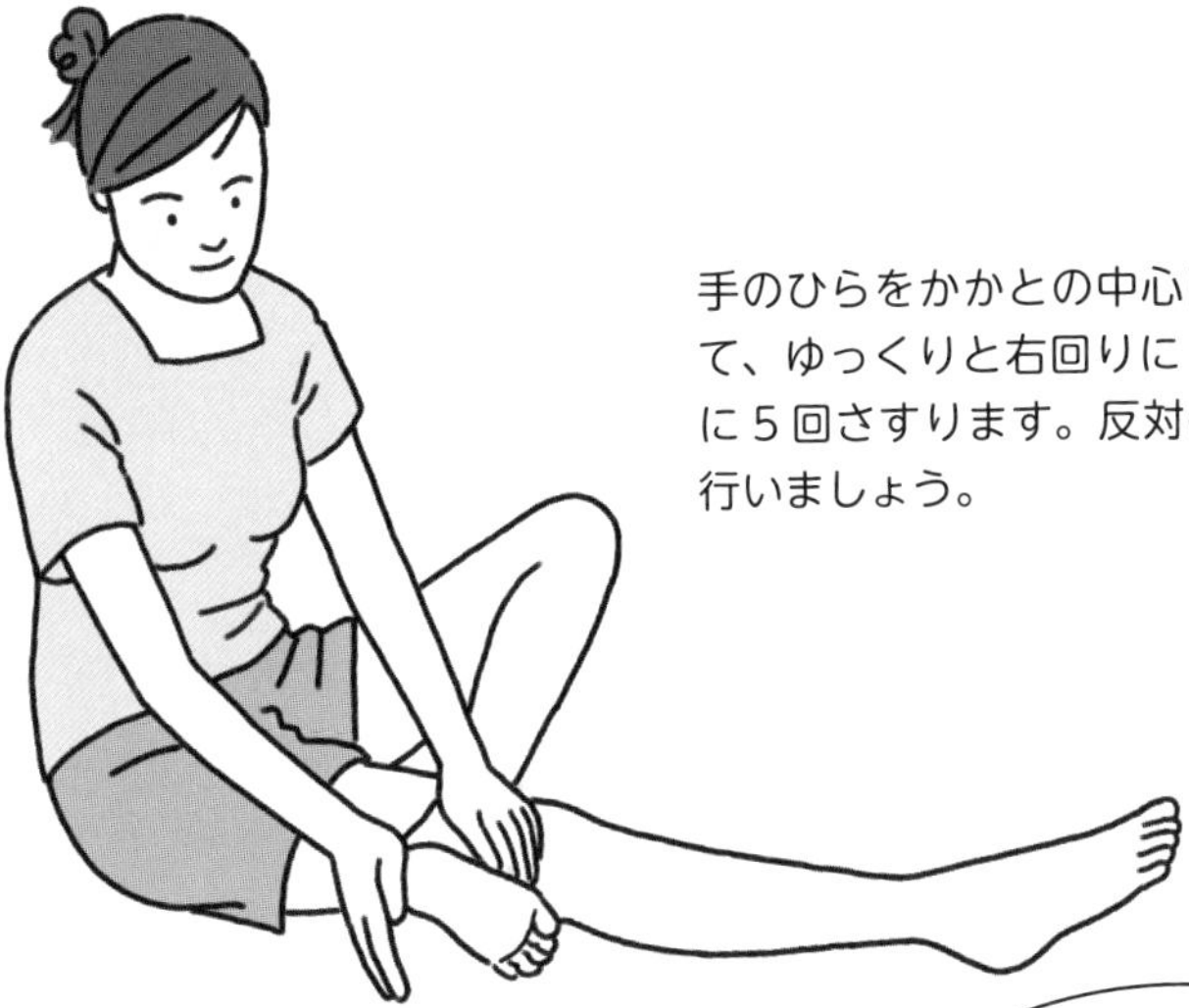

手のひらをかかとの中心に軽く押しあて、ゆっくりと右回りに５回、左回りに５回さすります。反対の足も同様に行いましょう。

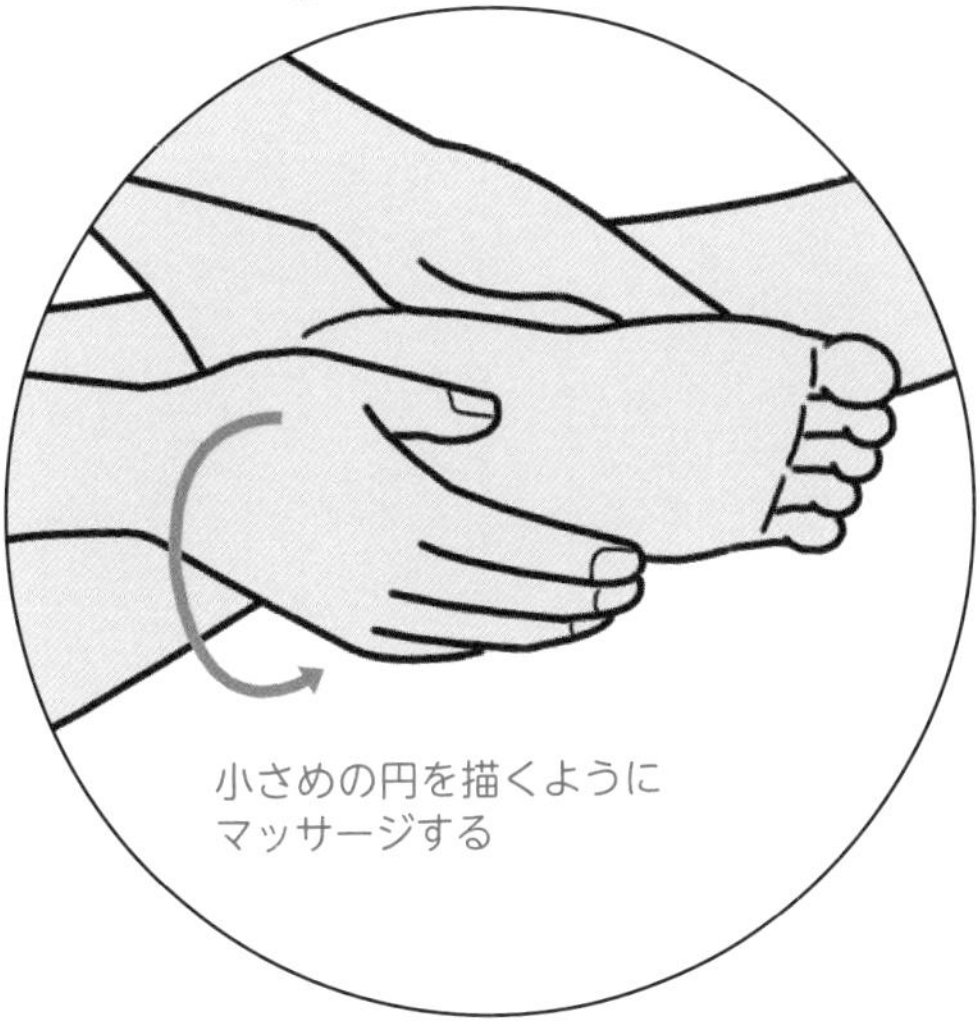

足首のケア

キュッと美脚に！　くるぶしマッサージ

本来の位置から、くるぶしの周辺に下がってしまった筋肉、血管、神経をもとの位置に戻すケアです。そっとやさしくさするだけで、すねのラインがきれいになります。足がむくみやすい人や美脚を目指したい人には、特に試して欲しいマッサージです。

〈上から見た手の位置〉

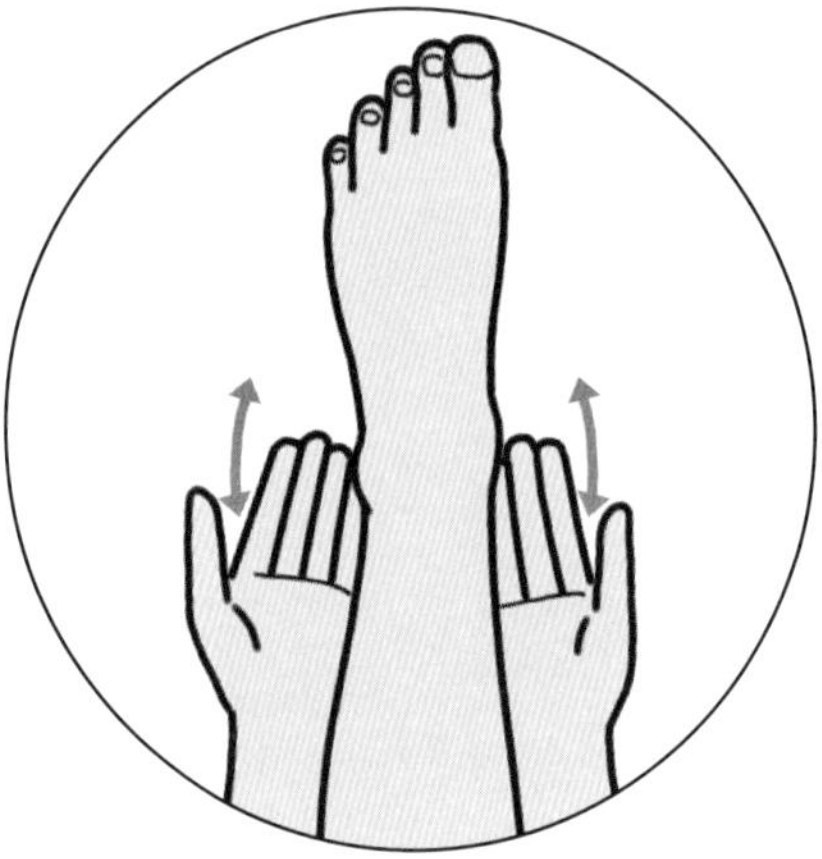

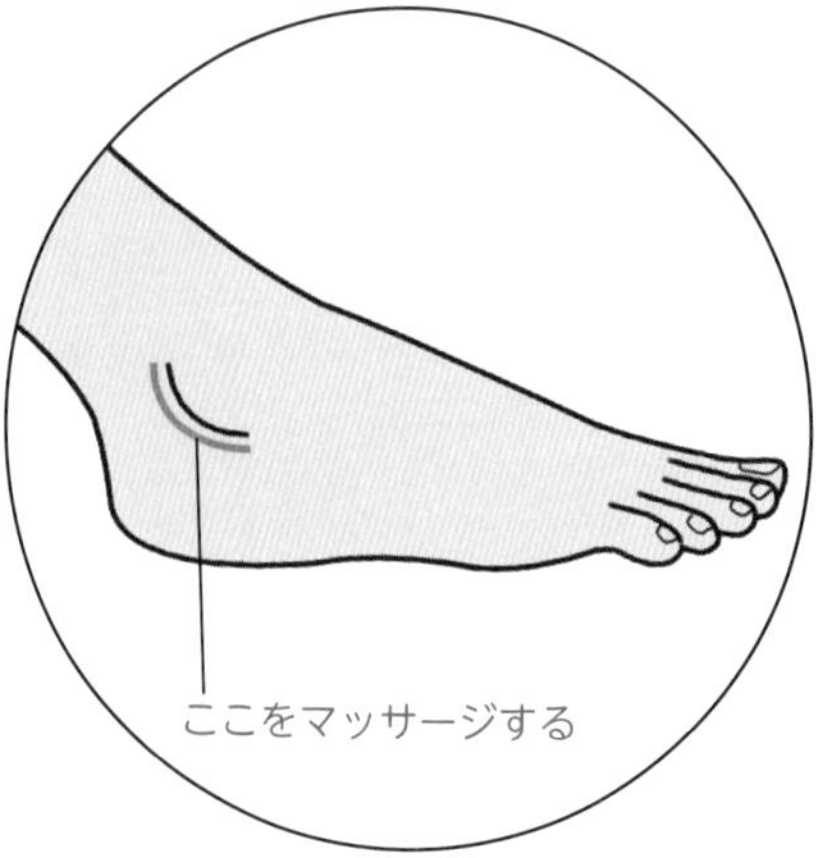

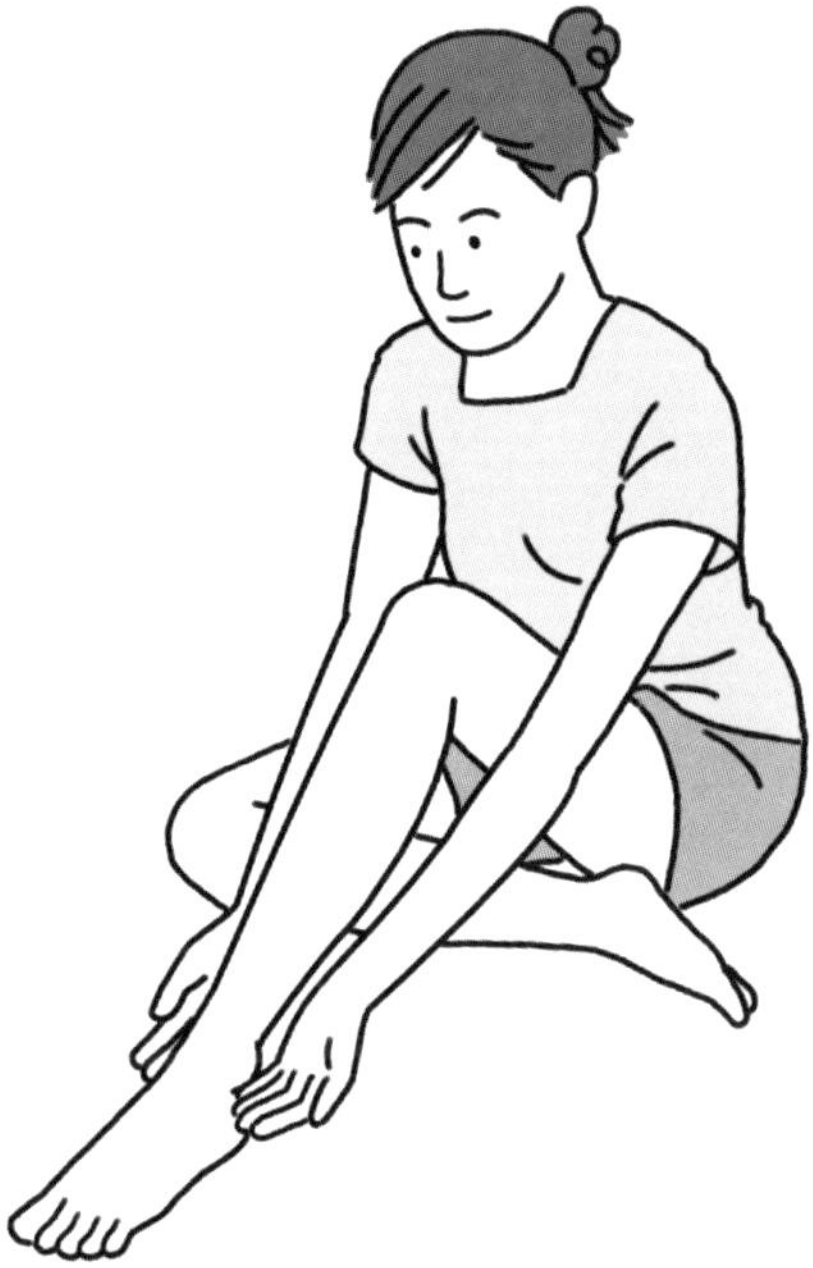

くるぶしの下半分に両手の小指をあてて、下から上へ、上から下へと、10 往復ぐらい、そっとさすります。反対の足も同様に行いましょう。

アドバイス

手をピッタリとくるぶしにあてて行いましょう！

足首のケア

ふくらはぎケアの前にアキレス腱マッサージ

アキレス腱は体のなかで最も大きい腱で、ふくらはぎの筋肉とかかとの骨をつなぐ重要な部位にあたります。アキレス腱回りの筋肉のねじれを正し、血液の流れを促進するマッサージです。さするだけで皮膚の下の毛細血管を若返らせることができます。

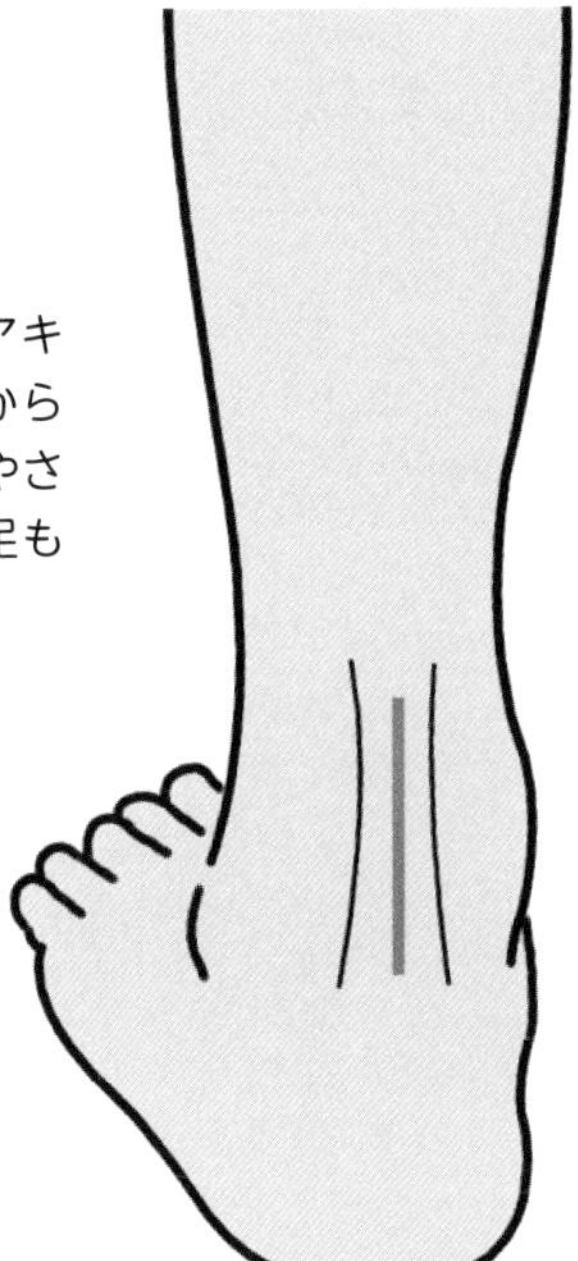

手の指の側面を使って、アキレス腱を下から上へ、上から下へと、10 往復ぐらい、やさしくさすります。反対の足も同様に行いましょう。

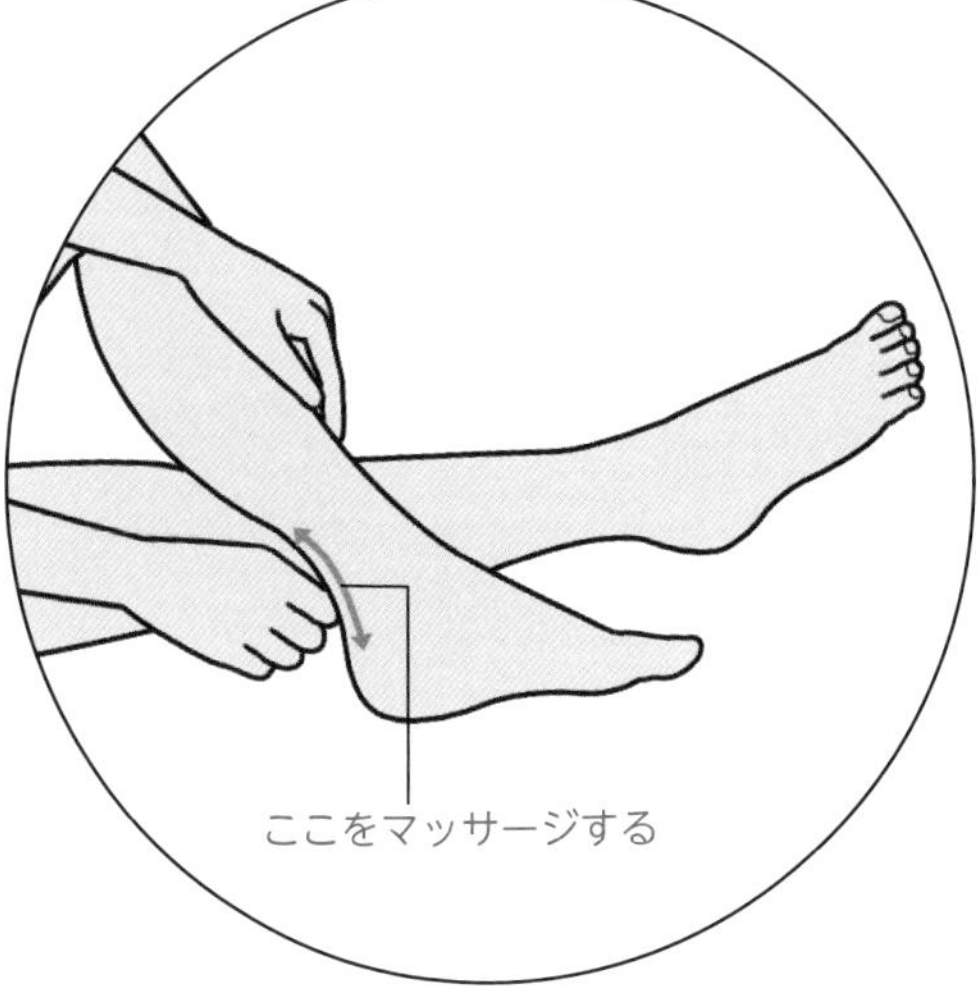

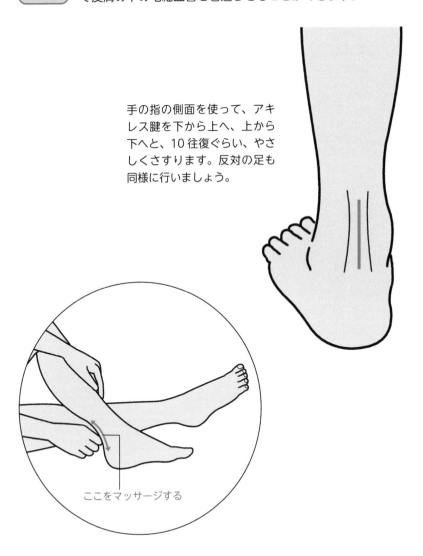

足首のケア

血流の滞りを改善！　足首回し

「首」と名がつく場所は、血流が滞りやすい部位です。足首を回すことで、足首の関節部分で滞っていた血流を回復させましょう。ふくらはぎ周辺も含めて、血流がグンと促進されます。足首がキュッと細く締まるので、美脚づくりにも役立ちます。

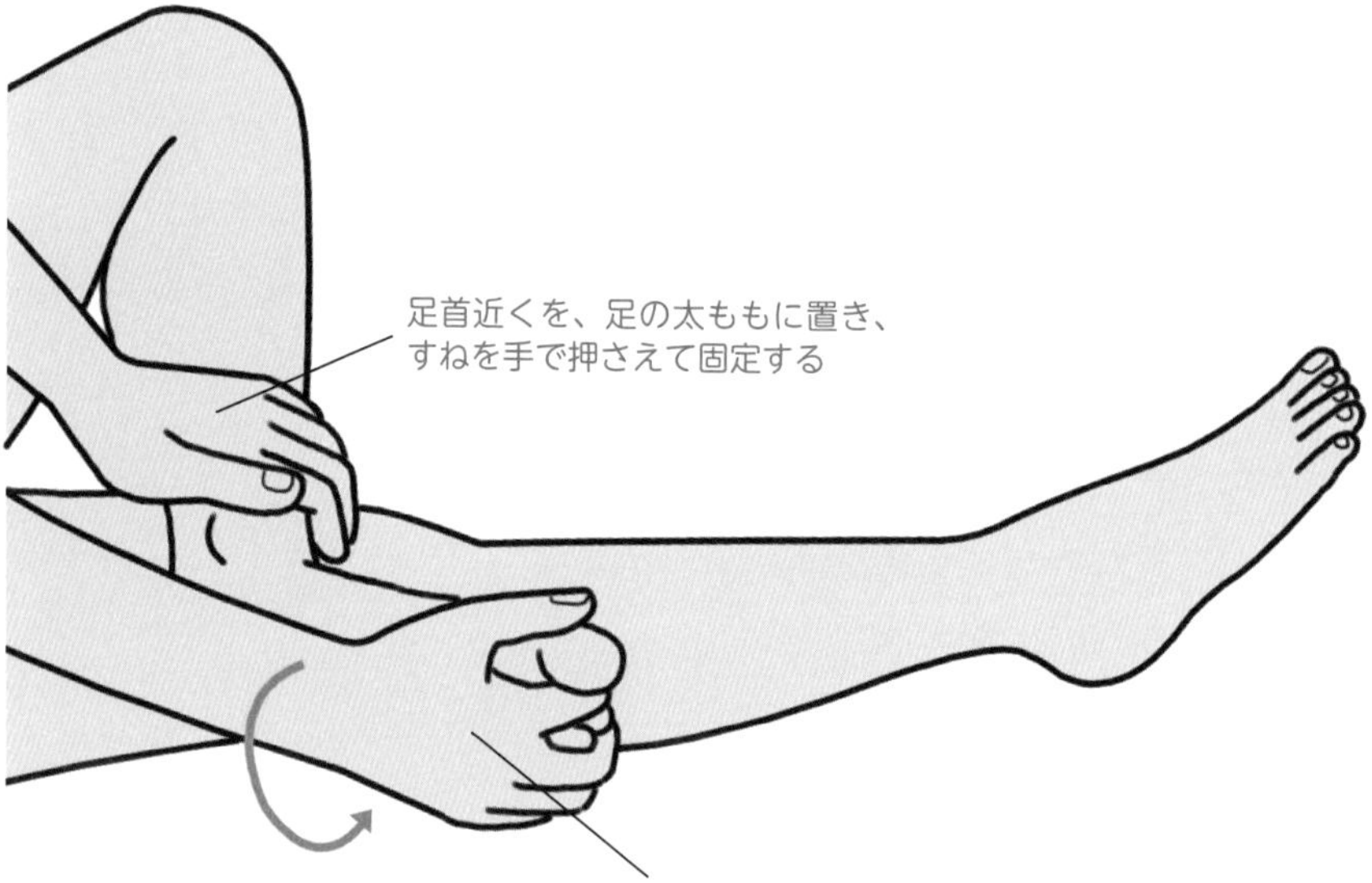
足首近くを、足の太ももに置き、
すねを手で押さえて固定する
足の指の間に手の指を
交互に入れて、足を持つ

足首だけを、時計回りに５回、反時計回りに５回ほどゆっくり回します。反対の足も同様に行いましょう。

すねのケア

むくみスッキリ！　ひざ下６点押し

ふくらはぎの筋肉のねじれをほぐし、下半身の「血めぐりポンプ」の働きを活性化させます。すねの内側、外側に縦にカーブしながら並んでいる6か所のポイントを刺激していきます。強く押すのではなく、指先でさするように、やさしく指圧しましょう。

親指をすねの脛骨の上にのせ、外側の人差し指を腓骨と筋肉の間、内側の人差し指を筋肉と筋肉の間にあて、下から上へと筋肉に沿って、人差し指で内・外側の各６か所を指圧します。反対の足も同様に行いましょう。

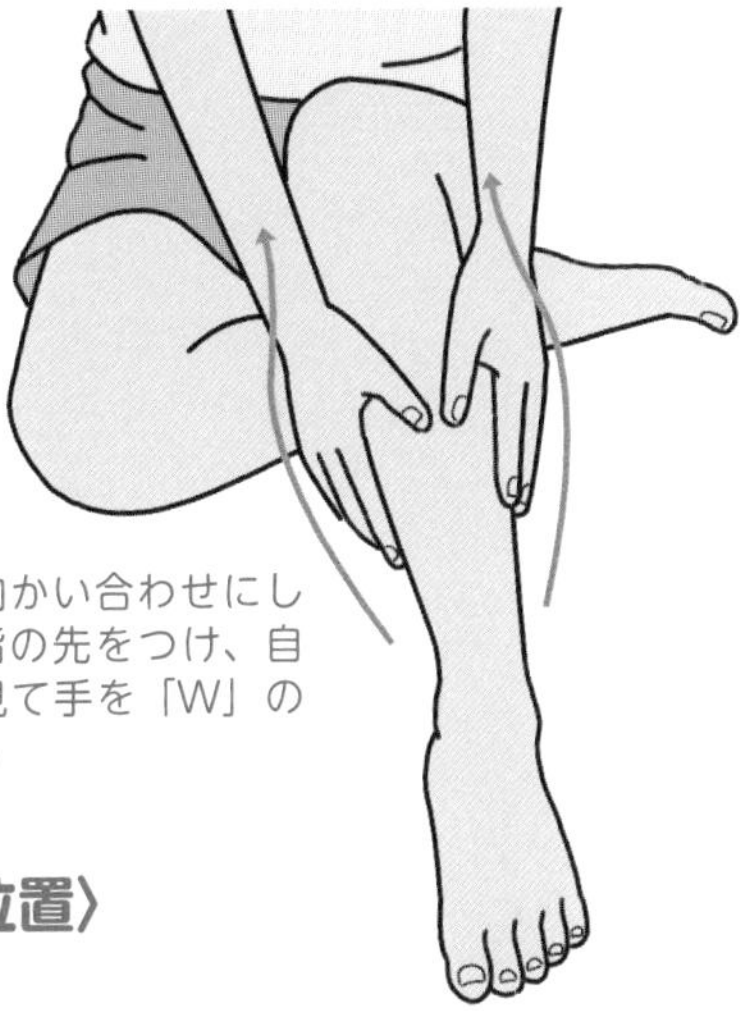

両手を向かい合わせにして、親指の先をつけ、自分から見て手を「W」の形にする

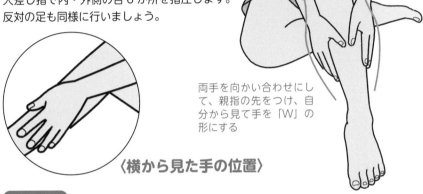

〈横から見た手の位置〉

アドバイス

指圧ポイントは、すねの内側と外側に各６つずつ並んでいます。外側は長腓骨筋と前脛骨筋の間あたり、内側は腓腹筋とヒラメ筋の間あたりのラインにあります。それぞれ、指で軽くなぞったときに、すっと沈むところです。

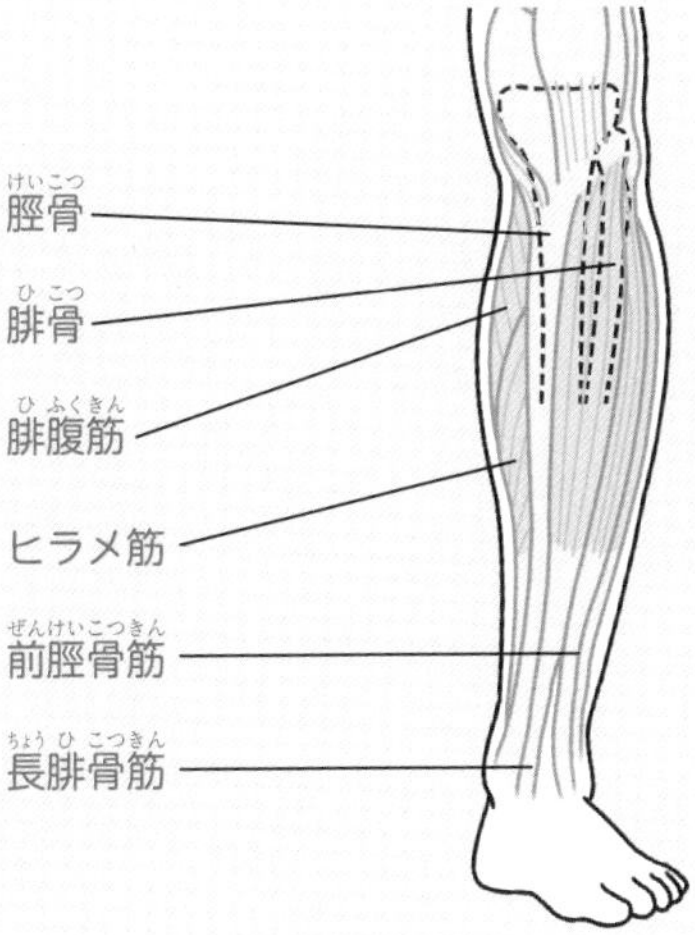
脛骨《けいこつ》
腓骨《ひこつ》
腓腹筋《ひふくきん》
ヒラメ筋
前脛骨筋《ぜんけいこつきん》
長腓骨筋《ちょうひこつきん》

ふくらはぎのケア

全身の血流アップ！　ふくらはぎの割れ目押し

重力で下がり、ねじれたふくらはぎの筋肉を本来の位置に戻すケアです。ふくらはぎ全体がやわらかくなり、全身の血めぐりを促します。「押し」と名付けていますが、力を込めるのではなく、呼吸を意識しながら、そっと持ち上げるようなイメージで行いましょう。

ふくらはぎの最もふくらんでいるところ（腓腹筋の割れ目）に小指、薬指、中指があたるようにして、両手でふくらはぎを抱えます。そっと全体を押しながら、３秒ほど持ち上げて、ゆっくり手をゆるめて元に戻します。この動きを５回繰り返しましょう。反対の足も同様に行います。

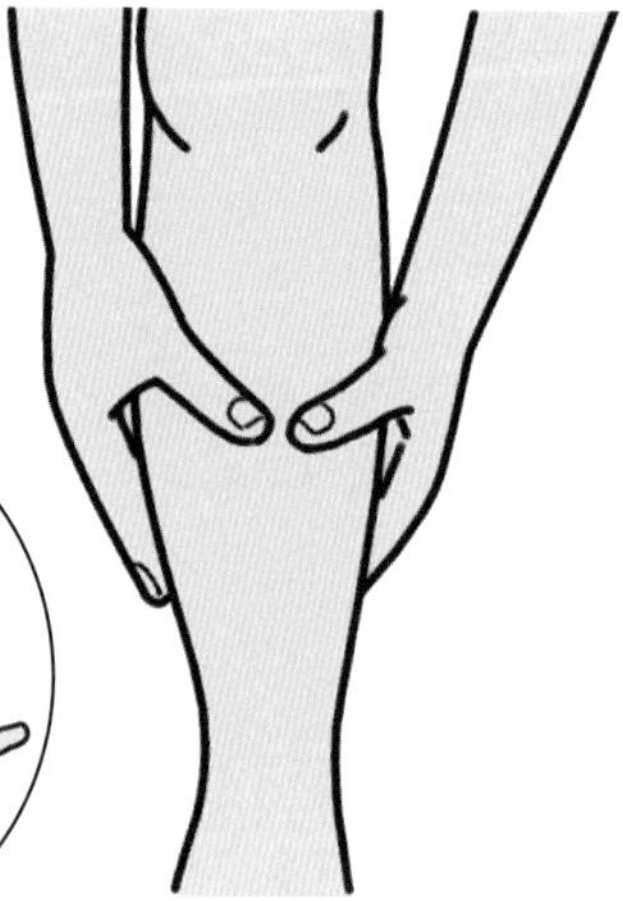

〈片手でも OK〉

腓腹筋の割れ目に片手をあてます。小指から順に、薬指、中指とずらしながら３秒ほど押して、戻します。

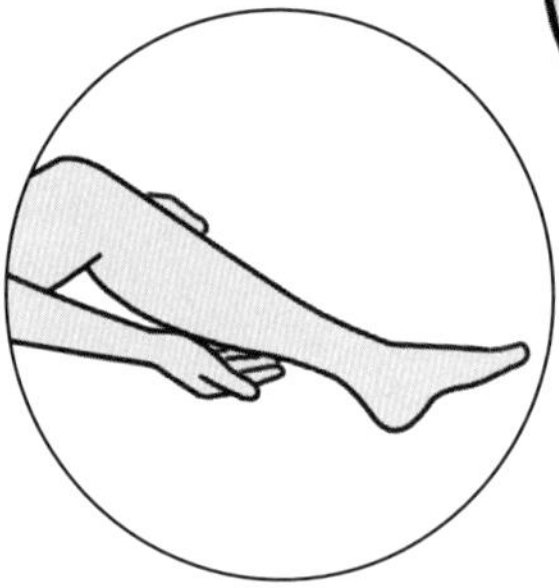

アドバイス

ふくらはぎにある腓腹筋は２つに分かれています。この筋肉の下部の割れ目がポイントです。持ち上げるときに息を吸い、戻すときに吐くようにすると効果的です。

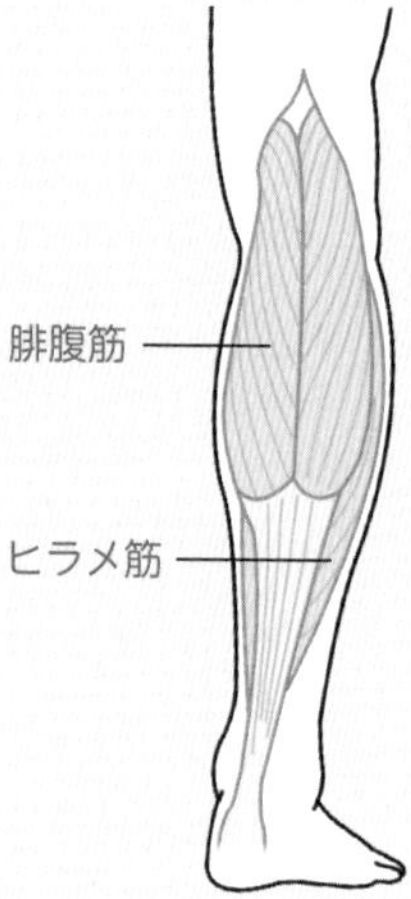

〈後ろから見た手の位置〉

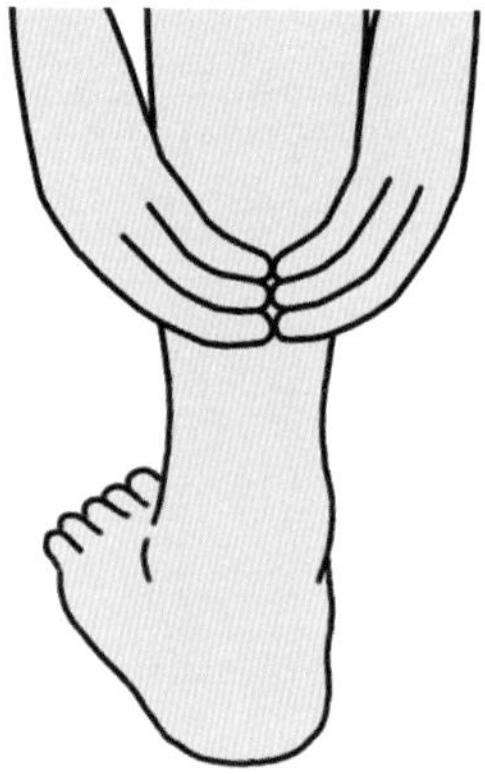

ひざのケア

美脚のポイント！　ひざ押し

ひざも、ねじれた筋肉が集まりやすい場所なので、しっかりケアをして欲しい部位です。太ももからふくらはぎへと、まっすぐ筋肉が走っていれば、ひざこぞうの向きも正されて、全身の血めぐりの改善につながります。中指を使ってやさしくケアしましょう。

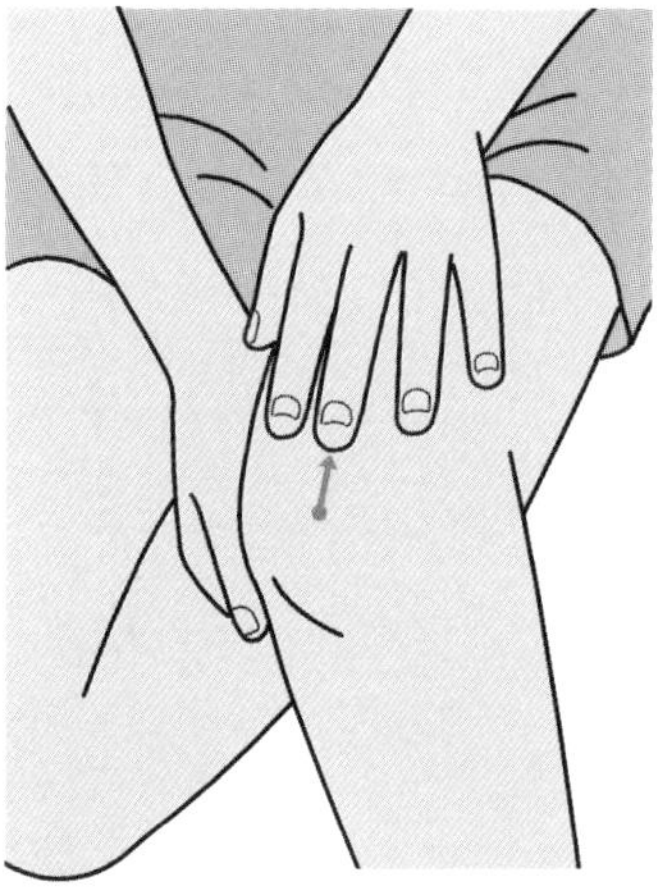

ひざこぞうの一番上の中心部分に中指を置きます。そのまま軽く５秒間手前に引き、ゆっくりと戻します。この動作を５回繰り返しましょう。反対の足も同様に行います。

アドバイス

ひざこぞうにある膝蓋靱帯の中心上部に指をあて、全体を手前にひっぱり上げることで、ひざ回りの筋肉の位置を直し、ひざこぞうを正しい向きにします。

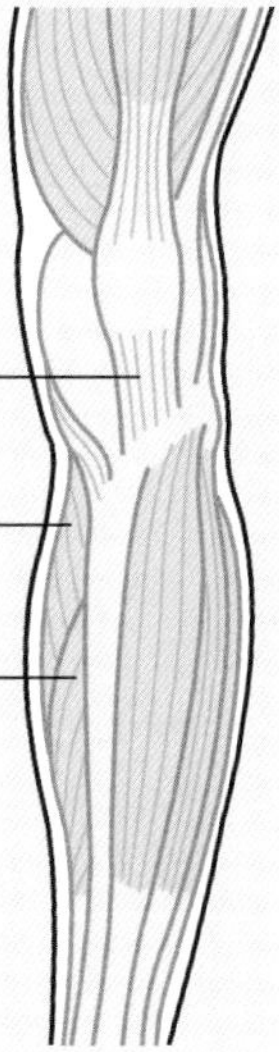
膝蓋靱帯《しつがいじんたい》
腓腹筋《ひふくきん》
ヒラメ筋

足のケア

マッサージ前後の足の変化をチェック

52ページ以降の「足のケア」を実践すれば、ケア前よりも足がずっと軽く感じられるはずです。これは筋肉や関節などがまっすぐ戻ったことで、血流がスムーズになるからです。総仕上げとして、足の重さや見た目の変化を比べてみましょう。

足を前に出して床に座り、手を後ろにつきながら片足を上げてチェックします。

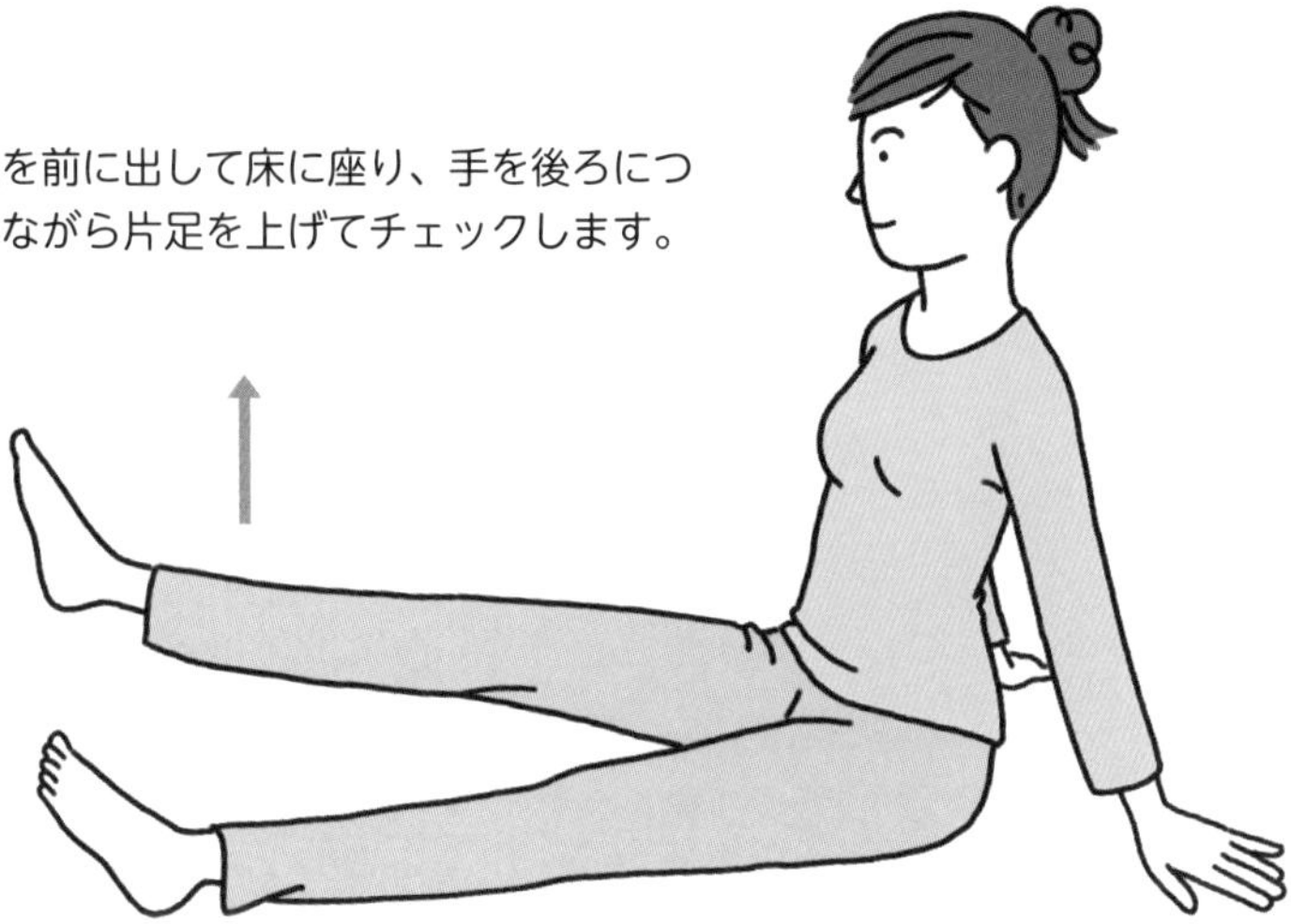

◎チェックポイント

足の重さを比較しましょう。

□ケア前の足が重い

□ケア後の足が軽い

↓　↓

足が軽く感じれば、効果あり！

アドバイス

左右どちらかに足のケアをし、立ち上がって、ケアしなかったほうの足と見比べてみましょう。したほうの足は、血色もよくなり、足首とふくらはぎがキュッと締まり、アキレス腱のラインがスッと見えるのわかるでしょう。

第3章

気になる症状に効く！ハンドケア・フットケア

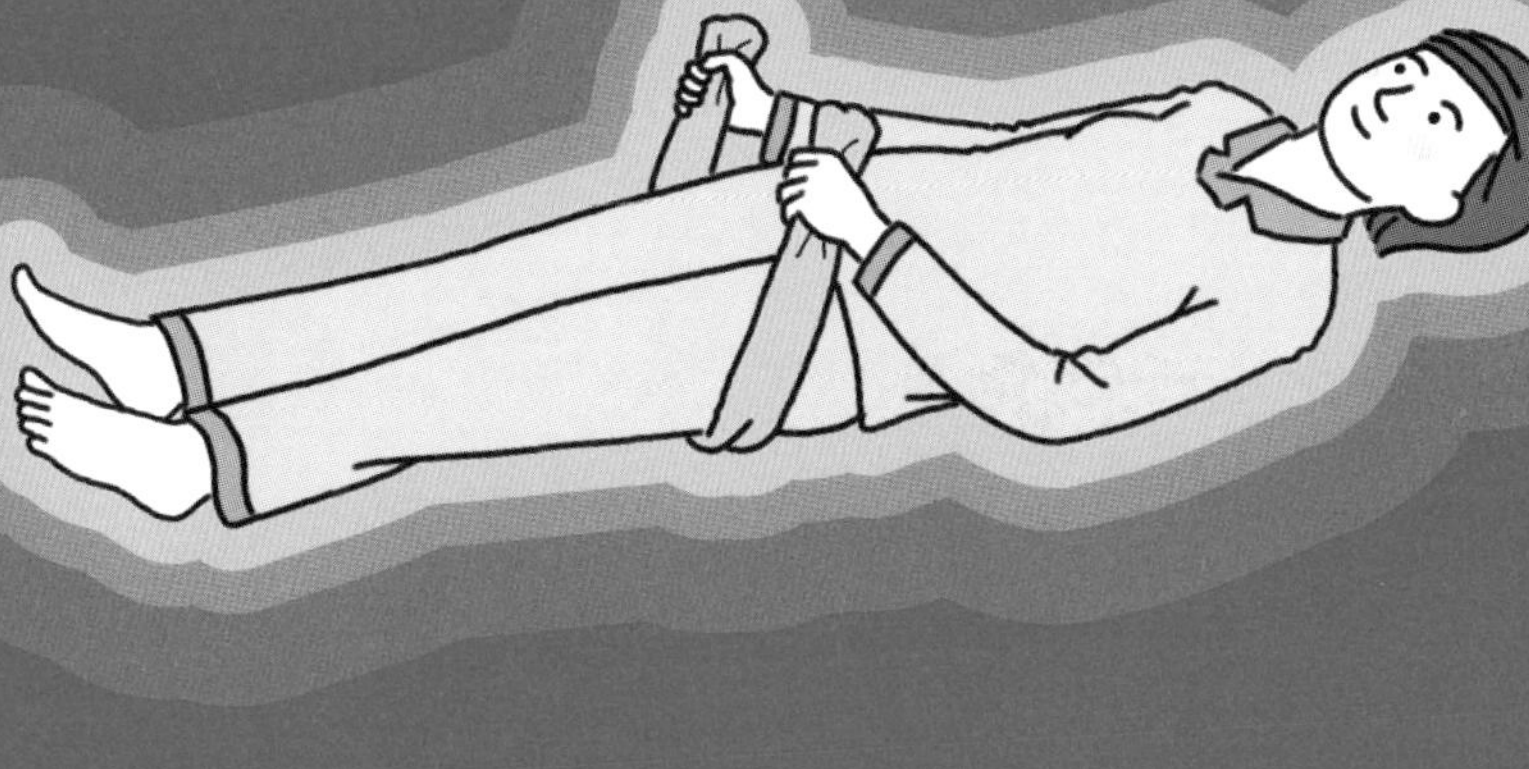

頭痛

後頭部のケア

1

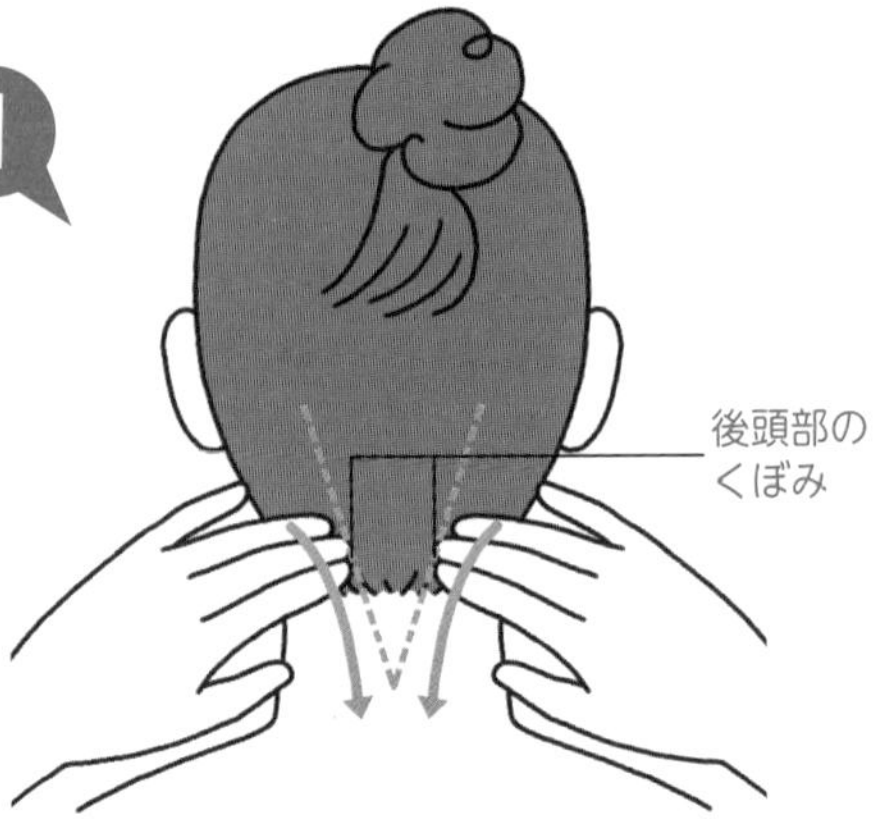

頭をまっすぐにしたとき、後頭部にくぼみができます。そこに通っている筋肉を両手の人差し指、中指、薬指の腹で上から下へとなでます。

原因

頭痛には2種類あります。1つは偏頭痛《へんずつう》で、脳血管の急激な広がりによって痛みを感じるもの。もう1つは緊張型頭痛で、後頭部から首にかけて、あるいはこめかみ付近に鈍い痛みを感じるもの。緊張型頭痛は、長時間、同じ姿勢でいたり、疲労やストレスの蓄積によって筋肉が緊張し、血流が滞っていることが原因です。

対処法

緊張型頭痛の場合は、緊張をほぐすために体を温めることが第一です。あわせて首すじに沿ってやさしくマッサージして血流を促してあげるとよいでしょう。逆に「偏頭痛」の場合、発作時は温めるのはNG。冷たいタオルを痛む部分にあて、血管が収縮するのを待ちます。

筋肉の緊張からくる頭痛を緩和するには、後頭部の首すじの緊張をほぐして血流をよくするマッサージが効果的です。

Point

体を温めた上で、目をつぶりながらなど、リラックスして行いましょう。

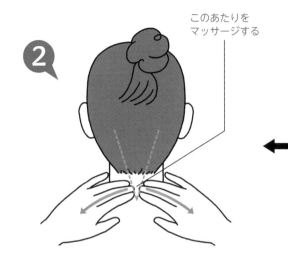

首の後ろの真ん中あたりを左右に広げるように指でマッサージします。

Advice!

頭痛の起きている場所別にツボを使い分ける！

頭痛を和らげる方法として、足や手にあるツボを押すケアもあります。頭痛の起きている場所に応じて効果的なツボを使い分けましょう。

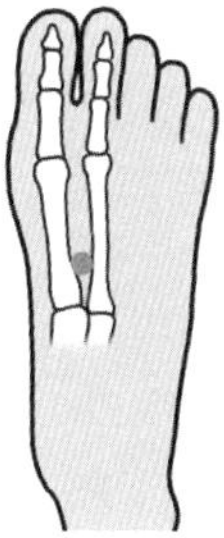

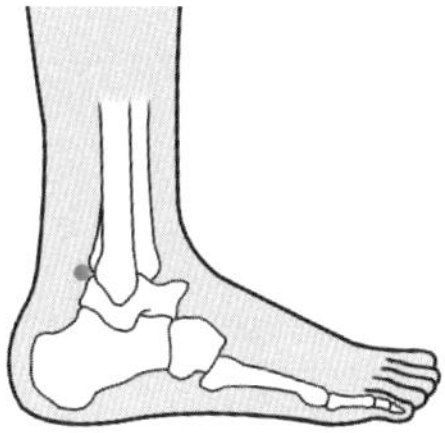

太衝《たいしょう》

前頭部が痛いときは、足の甲側にある「太衝」が効果的。親指の骨と人差し指の骨の付け根が交わるくぼみのなかにあります。

崑崙《こんろん》

後頭部が痛いときは、足首にある「崑崙」が効果的。アキレス腱と外くるぶしの間のくぼみのなかにあります。

ちょっとした不調に即効！
ハンドケア・フットケア

目の疲れ・耳鳴り

首すじマッサージ

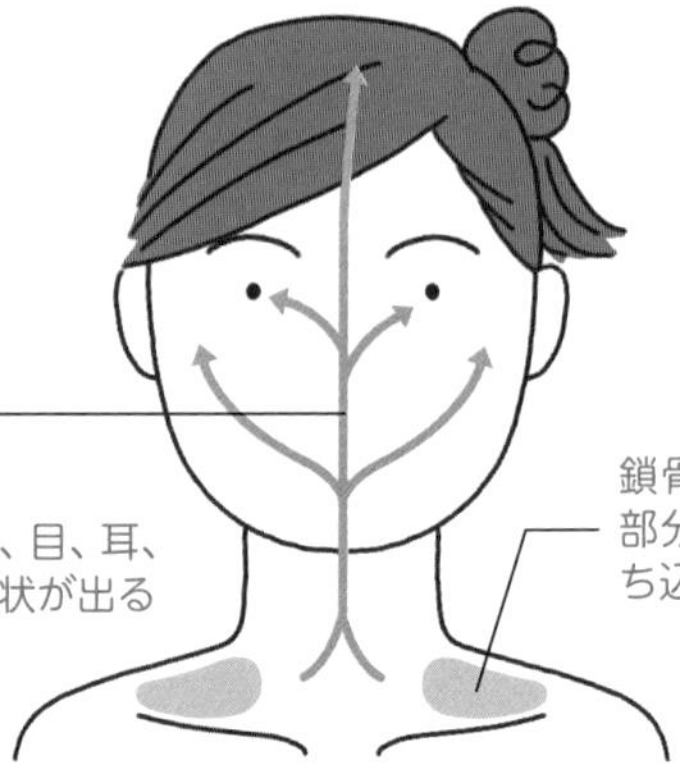
血流が滞り、目、耳、
頭などに症状が出る
鎖骨の三角形の
部分で筋肉が落
ち込んでいる

鎖骨の三角形の部分で、重力によって筋肉が落ち込んで、血管を圧迫して血流が滞ります。

原因

仕事でパソコン画面を長時間見続けたり、スマホの小さい画面を見つめる機会が増えたりして、目を酷使している人も多いでしょう。目の疲れ、耳鳴りは、頭から肩にかけての筋肉が張り詰め、特に鎖骨の三角形をした部分で、重力で落ち込んだ筋肉が血管を圧迫し、血流が滞っていることが原因と考えられます。その場合の落ち込んだ筋肉をマッサージで引き出す方法が効果的です。

目の疲れのもう1つの要因は、目のピントを調節する毛様体筋《もうようたいきん》の緊張によるもの。ピント調節機能の一時的な低下で起きるのがかすみ目です。毛様体の緊張は目の回りの毛細血管の血流が停滞していることで生じます。

首すじに沿って、のどから鎖骨の出っぱりまでをマッサージすると症状の緩和に効果があります。

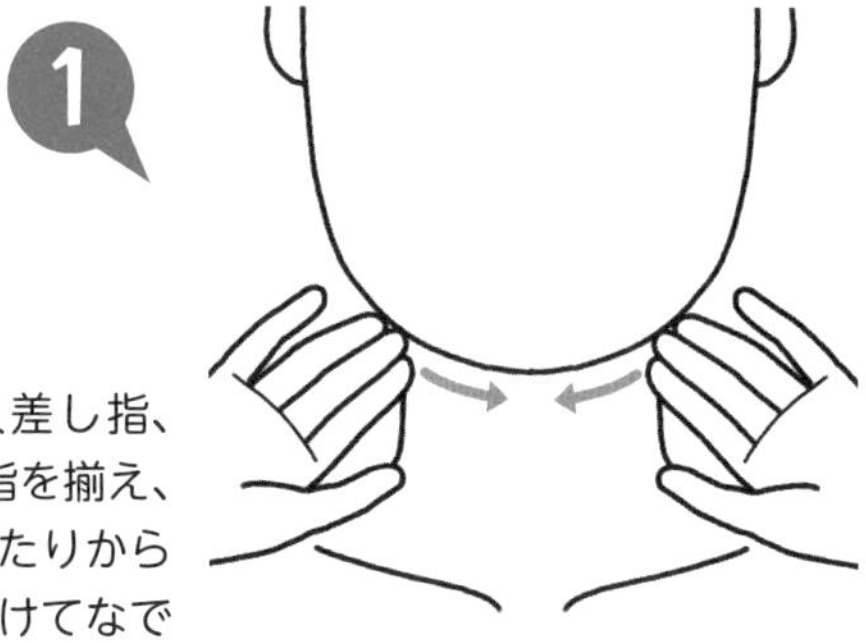

両手の人差し指、中指、薬指を揃え、耳の下あたりからのどにかけてなでます。

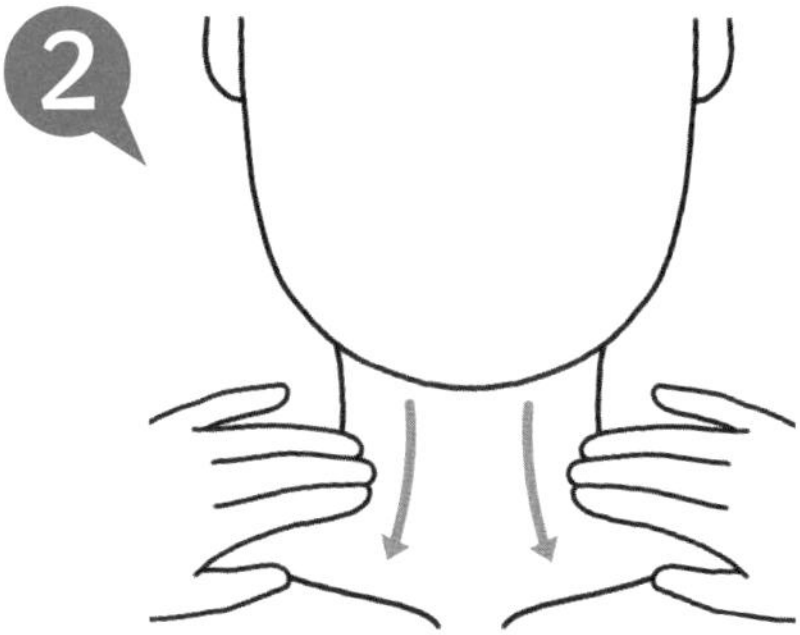

のどから鎖骨に向かって指をなでおろします。

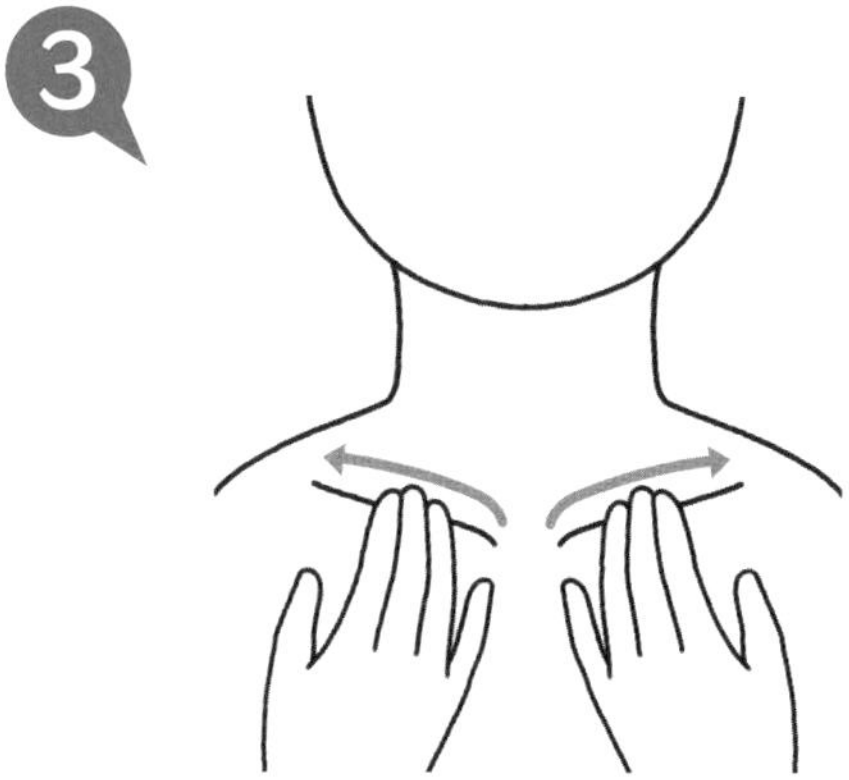

鎖骨の三角形のあたりを、鎖骨に沿って左右に広げます。

Point

1→2→3と、3段階に分けてマッサージします。落ち込んだ筋肉を引き出していくイメージで。

目のピント調節を担う毛様体筋の緊張をほぐすため、温かい蒸しタオルで目の回りを温めます。

蒸しタオルで温め

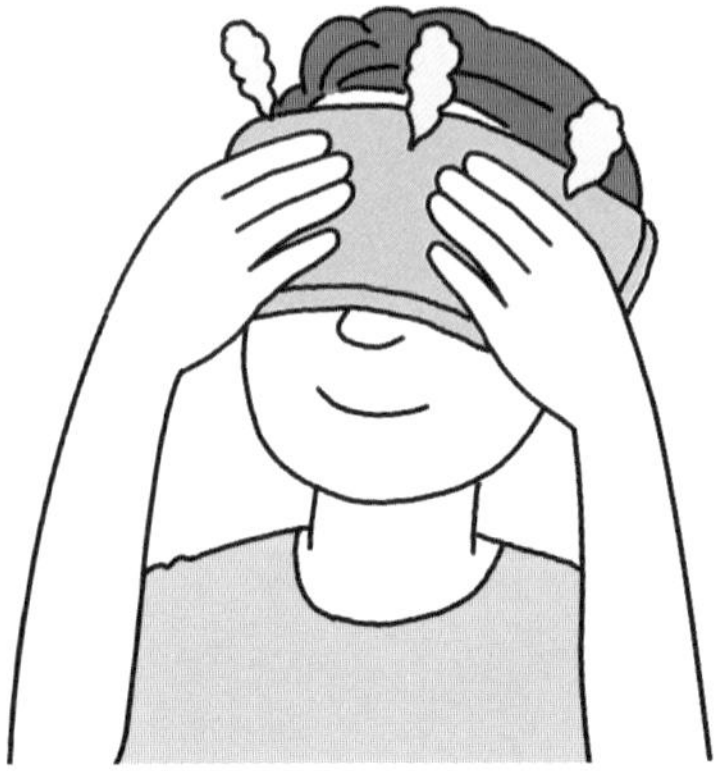

タオルを水で濡らしてラップで包み、レンジで1分加熱します。火傷に注意して、広げて両目にあてます。緊張が和らぎ、血流が改善します。

対処法

筋肉の落ち込みは重力も関係しますが、加齢によっても大きくなります。まずは体を温めた上で、指で首すじをなでて鎖骨の間に入り込んだ筋肉を引き出し、首から顔、頭にかけての血流を改善させましょう。目の疲れや耳鳴りなどの不快な症状が軽減されるはずです。

目の回りの血流を促すためには眼筋を動かすのが効果的です。目を閉じたり開いたり、眼球を動かすトレーニングをしたりすることで改善するでしょう。そのほか、蒸しタオルで目を温めることで症状を和らげることもできます。1日の終わりに蒸しタオルで目を温め、充分にリラックスさせてあげましょう。目の下のクマ取りにも効果があります。

眼筋トレーニング

目の回りの筋肉を意識的に動かすことで、滞りがちな血流を促します。

1

目をギュッと閉じてから、パッと開きます。肩の力は抜いて行いましょう。

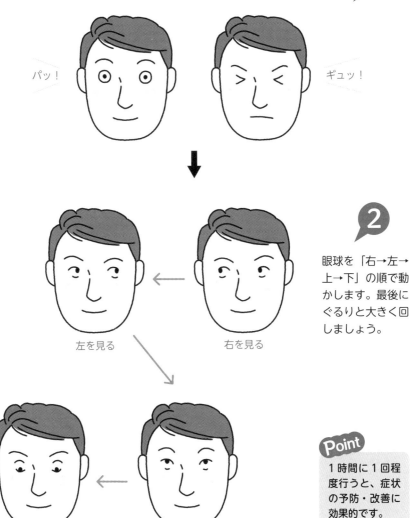

2

眼球を「右→左→上→下」の順で動かします。最後にぐるりと大きく回しましょう。

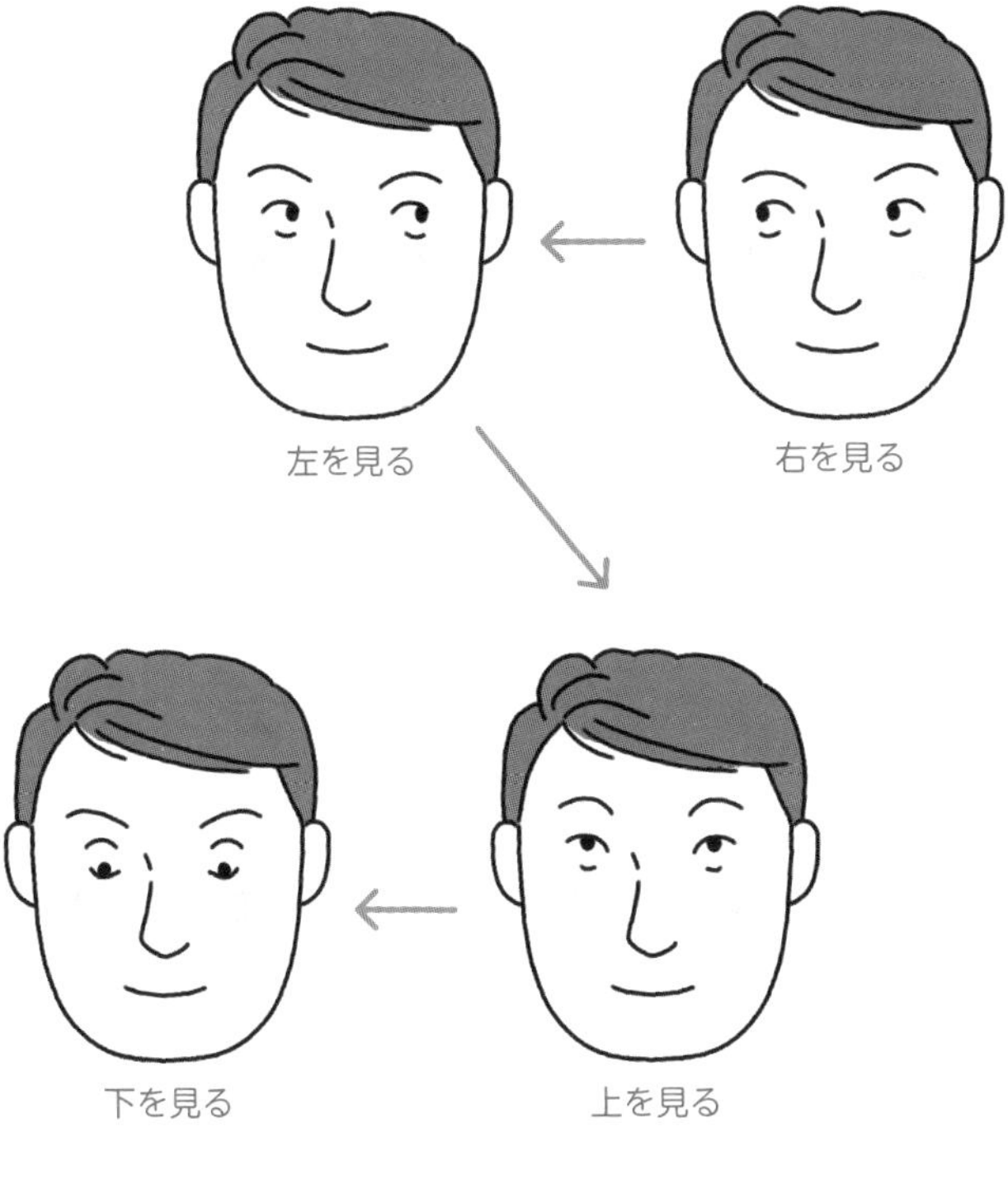

Point

１時間に１回程度行うと、症状の予防・改善に効果的です。

ちょっとした不調に即効！ハンドケア・フットケア

鼻の不快感

鼻のゆがみ直し

鼻すじのゆがみを修正することで、空気の通り道をつくり、不快感を解消させます。

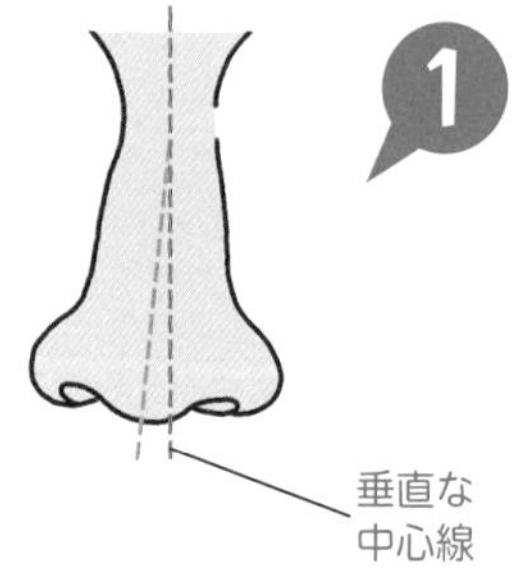

鏡を見ながら、垂直であるはずの中心線がずれていないか、チェックします。

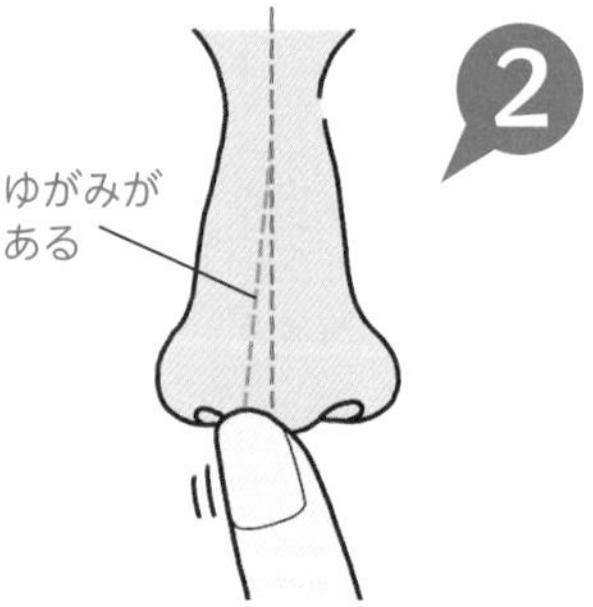

ゆんでいる場合、指で鼻先に軽く触れて、反対方向に人差し指で少し戻し、数秒キープします。

原因

鼻づまりなど、鼻の不快感は、呼吸をするときに空気の流れが妨げられることによって起きやすくなります。その原因として考えられるのが、鼻すじのゆがみです。ほんの少しゆがんでいても、すぐに鼻がつまったように感じてしまうでしょう。また、鼻づまりは、頭が熱く、足が冷えることでも起きやすくなります。

対処法

鼻づまりを緩和するために有効なのが、鼻すじのゆがみを修正することです。鏡を見ながら、ゆがみがあるか確認します。そして、ゆがんでいるのとは反対方向に指で戻してあげましょう。足の冷えによる鼻の不快感を解消するには、足浴で足を温めるのもよいでしょう。

ハンドケア・フットケア

腕の筋肉痛

手首回し、腕回し

手首、前腕、上腕を段階的に動かして腕全体の血流を促します。

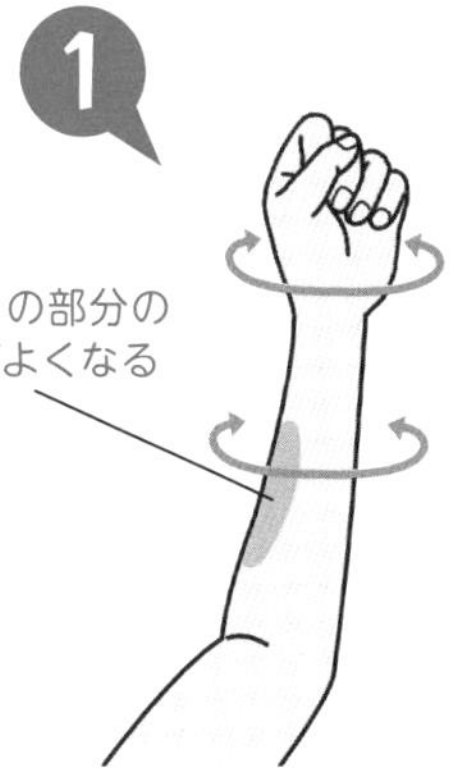
1
特にこの部分の血流がよくなる

まず、こぶしを軽く握り、手首だけ回します。痛みがなければ、腕を前に出し、イラストのように前腕を回します。

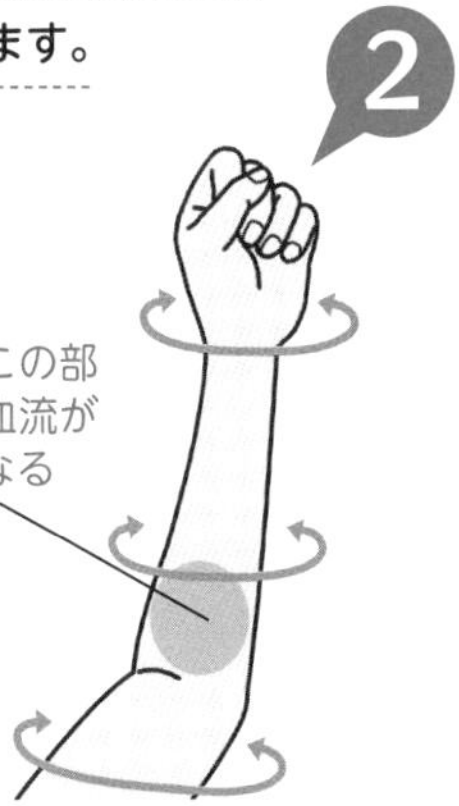
2
特にこの部分の血流がよくなる

痛みが出なければ、腕全体を回します。

原因

腕の筋肉は、複数の筋肉が複雑に組み合わさって成り立っています。筋肉痛は、筋肉を酷使した場合や老化などによって起こります。これらは、筋肉のなかを流れる毛細血管の血流が滞ることが主な原因です。

対処法

痛みのない筋肉の血流を促し、段階的に腕全体の血流を改善させるのがポイントです。腕の筋肉は、①手首部分、②手首からひじまで（前腕）、③ひじから肩にかけて（上腕）の大きく3つに分けられます。まず、こぶしを握って軽くひじを曲げ、こぶしを内側に軽く回転させます。痛みが強い場合、はじめは手首だけを回し、徐々に腕全体を動かすようにします。

首のはり

首のタオルさすり

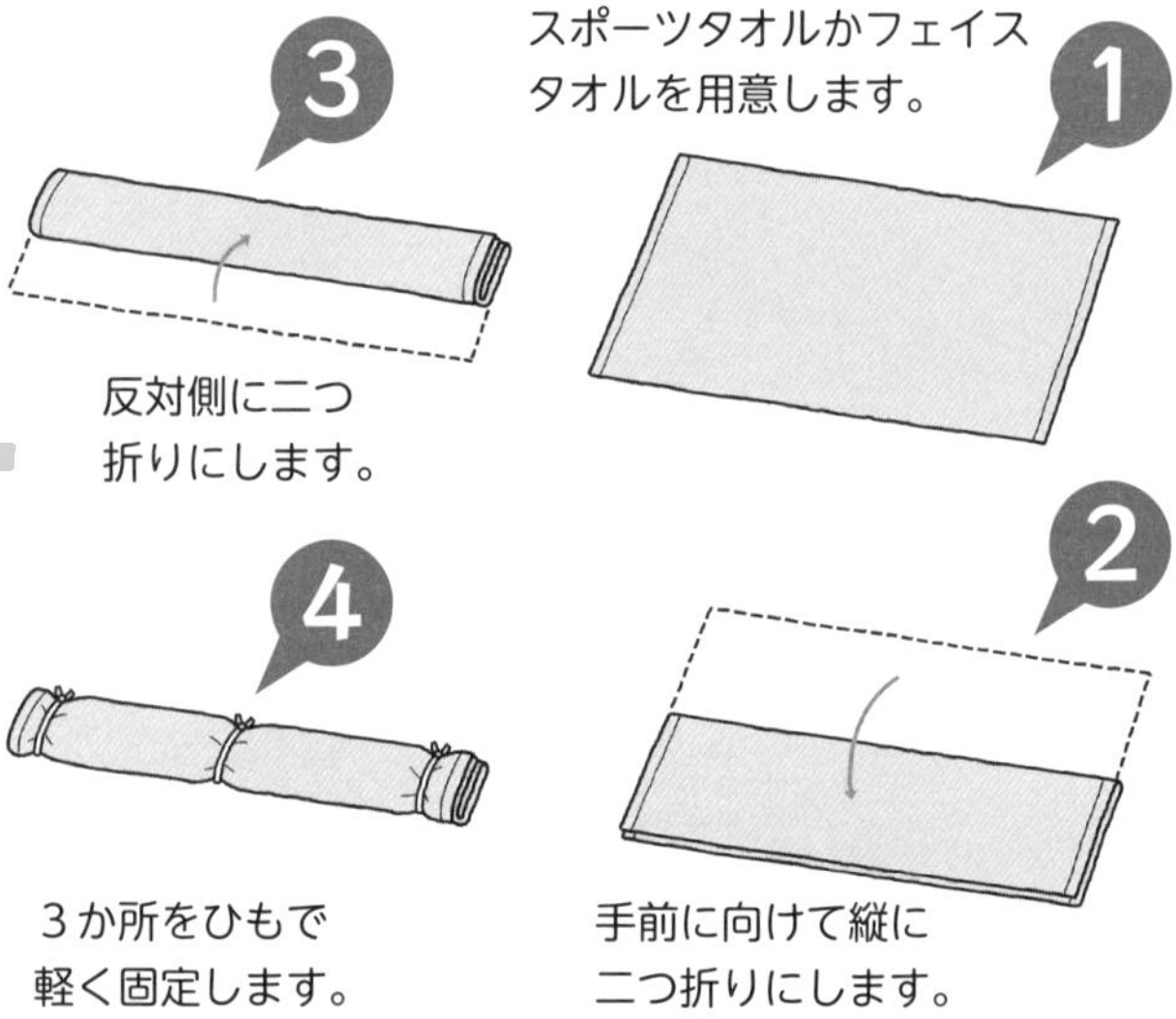
1
スポーツタオルかフェイスタオルを用意します。
2
手前に向けて縦に二つ折りにします。
3
反対側に二つ折りにします。
4
3か所をひもで軽く固定します。

原因

首から背中にかけて、頭を支える僧帽筋《そうぼうきん》が広がっています。頭は重いため、この僧帽筋に負担がかかりやすく、血流が滞りがちになります。それが首のはりの原因。運動不足や疲れ、緊張やストレス、同じ姿勢を続けることなどによっても、首のはりが生じます。

対処法

首は血液が脳へと流れるための大事な通り道。ここの血流を促すことは体全体にもよい影響をもたらします。血流回復にはタオルが役立ちます。首の後ろにタオルをあてがい、両手で持って軽く左右にさするだけで、はりが和らぎます。首のはりの予防には、背すじを伸ばして正しい姿勢を心がけることも大切です。

5

スポーツタオルなどを筒状に丸めたもので、首の後ろをさすります。

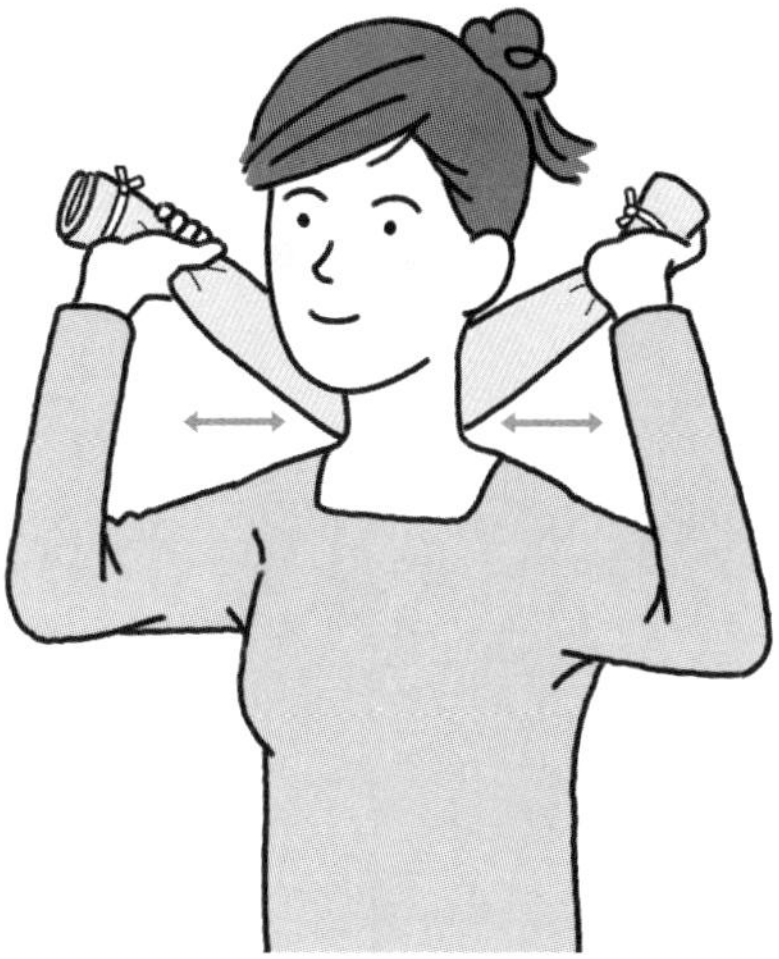

Point

後頭部の髪の生え際あたりをていねいにさすりましょう。

丸めたタオルを首の後ろにあて、左右に軽くさすります。これで首すじの血流は回復し、はりが引いてラクになります。

Advice!

首のはり解消に効果的なツボ「内関《ないかん》」

首すじがはって、もみほぐしてもキリがないときは、手首にあるツボ「内関」を押すことでも症状を和らげることができます。心の緊張をほぐしたいときにも有効なツボです。

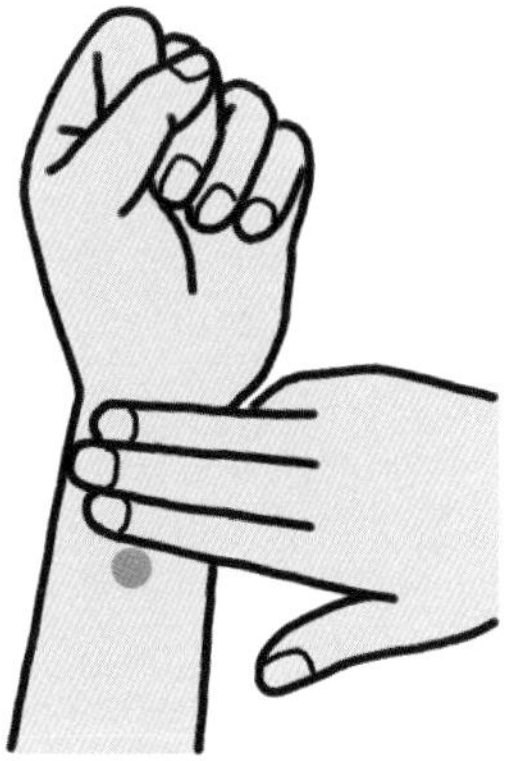

内関
手首のシワから指３本分下、手を握ったときに出る２本のすじの間にあります。

肩こり

原因

肩こりは、6～10キロもあるといわれる重い頭を支える僧帽筋の緊張による毛細血管の血流の滞りが原因です。僧帽筋は首から肩にかけて広がる筋肉で、緊張による血流の滞りは、長時間、同じ姿勢でいることや、運動不足や疲れ、ストレスなどによって生じます。

対処法

肩甲骨の間を開くことで僧帽筋をストレッチすれば緩和できます。起床時や就寝時に仰向けに寝て腕を動かすことによって、肩甲骨を開く運動をしましょう。肩の血流の改善にも効果的。寝ることができないオフィスなどでは、立ったままで簡単にできる方法もあります。休憩時間や仕事の合間に行うとよいでしょう。

寝て行う肩甲骨開き

仰向けで両手を上げたり、左右に広げたり戻したりして腕を動かし、両方の肩甲骨の間を、閉じたり開いたりします。

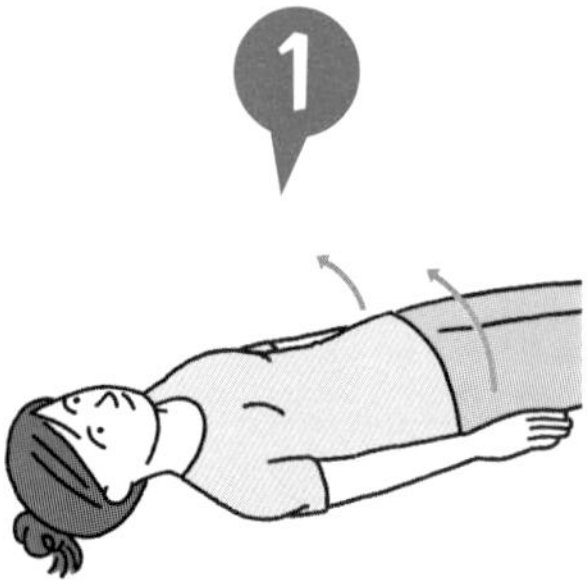

仰向けに寝て、両手は腰の位置に揃えます。

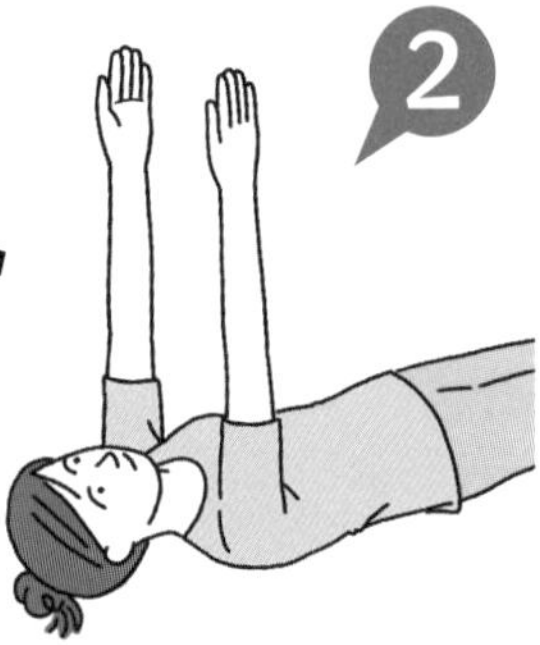

両手を揃えて、天井に向くまで上げていきます。

腕を上げた状態から、イラストのように行う方法もあります。肩甲骨が動きます。

①肩が床から離れるように伸び上がり、戻す
②これを、5、6回、繰り返す

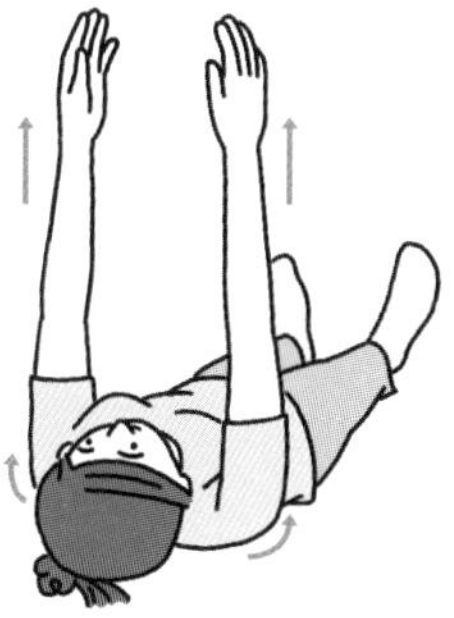

3

天井に向いた手を左右に広げます。次に逆に動かし1の姿勢に戻ります。これを5、6回ゆっくりと繰り返します。

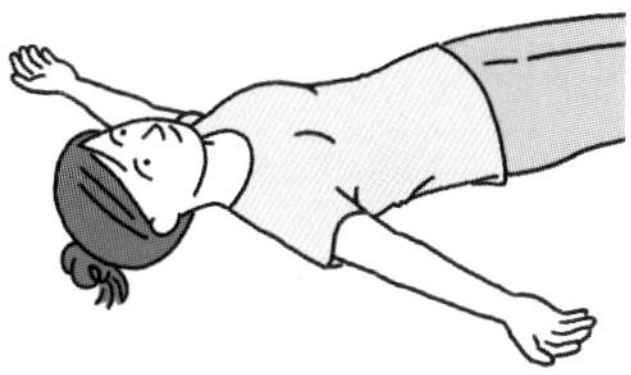

立って行う肩甲骨開き

寝て行うことができないときに、
立ったまま行う方法です。

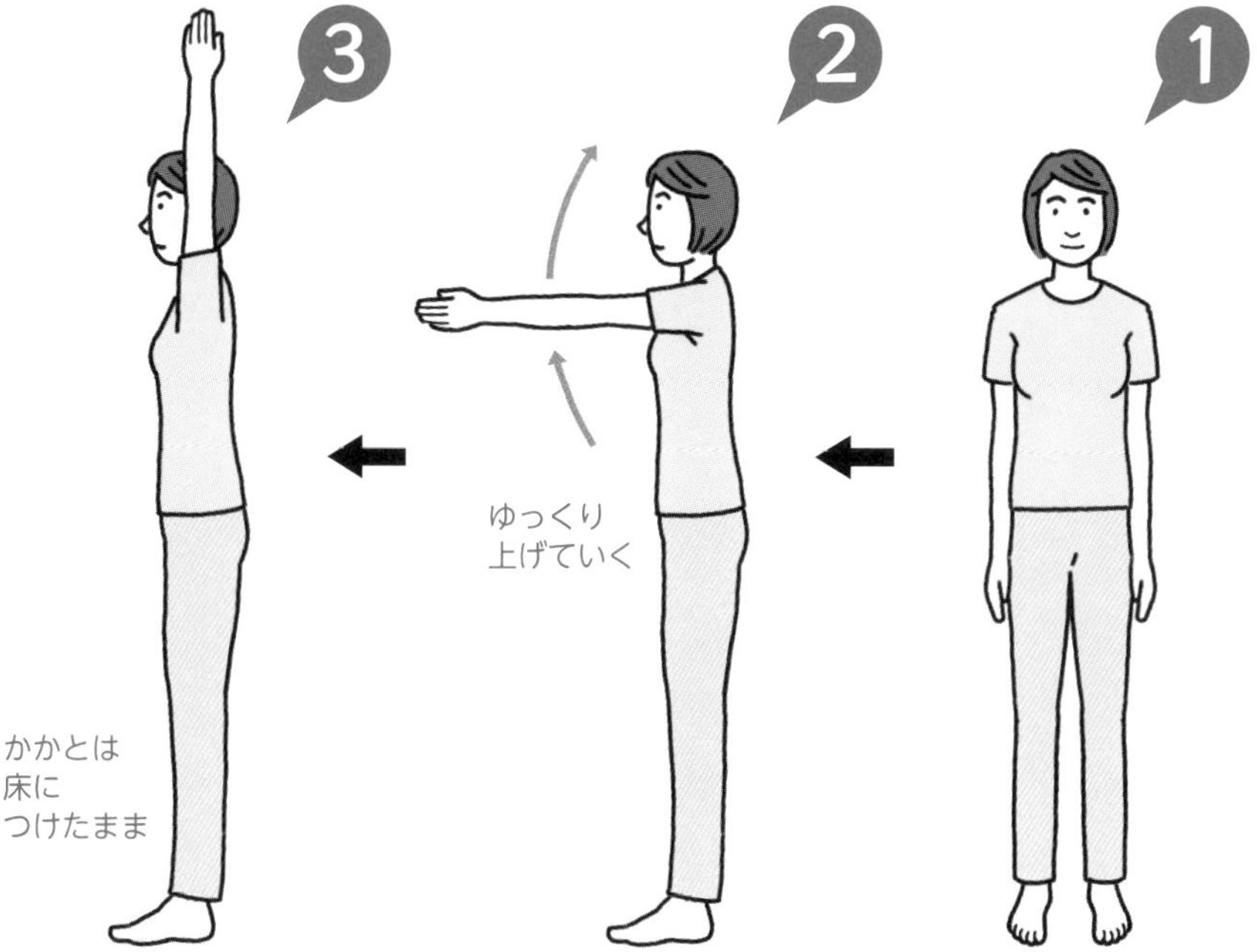
3
2
1
ゆっくり
上げていく
かかとは
床に
つけたまま

1 肩幅程度に足を開いて立ちます。

2 両手を前から上へと上げていきます。

3 手が真上にきたときに上に伸び上がります。これを5、6回繰り返します。

脇の下タオルはさみ

スポーツタオルなどを筒状に巻き、両脇の下にはさむことによって、首すじから肩へのこわばりを緩和させます。

1

76ページの要領で筒状に巻いたタオルを脇の下にはさみます。これだけでも肩こりが緩和されます。

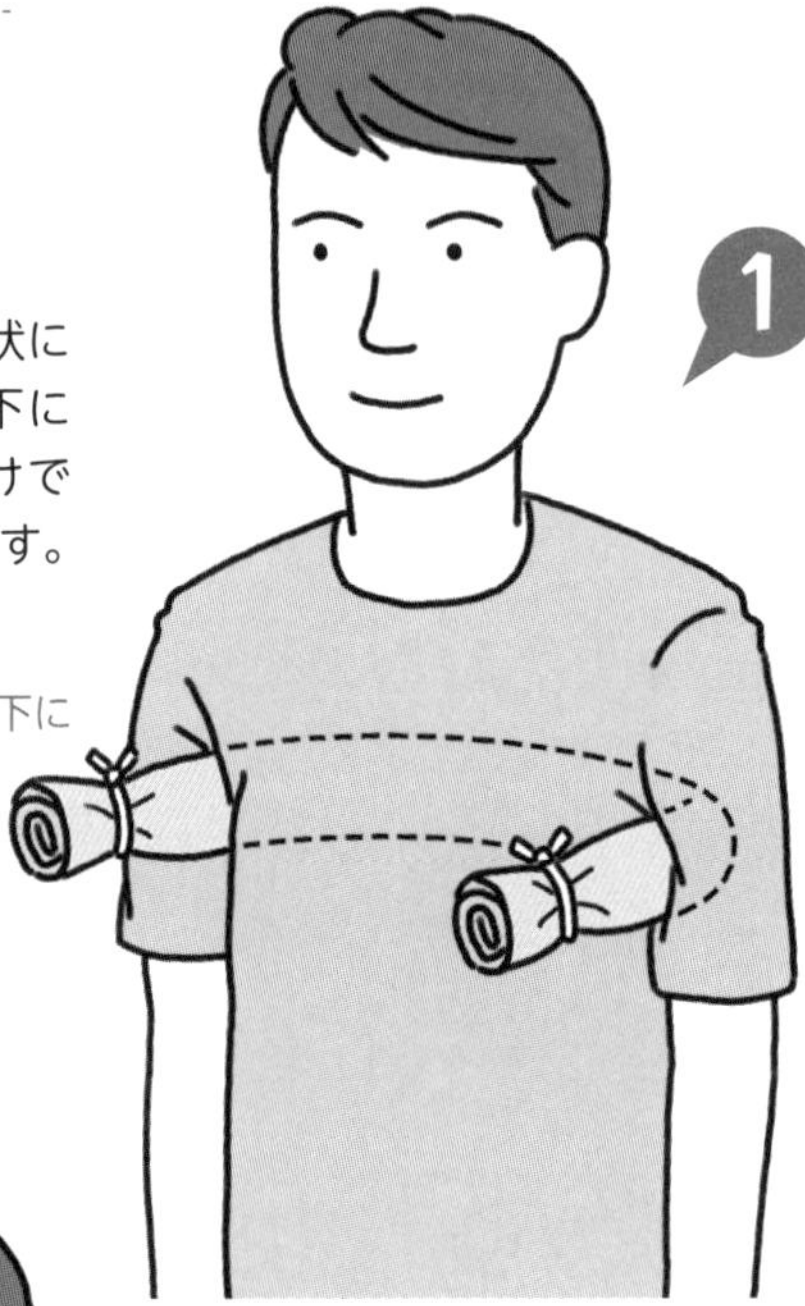

2

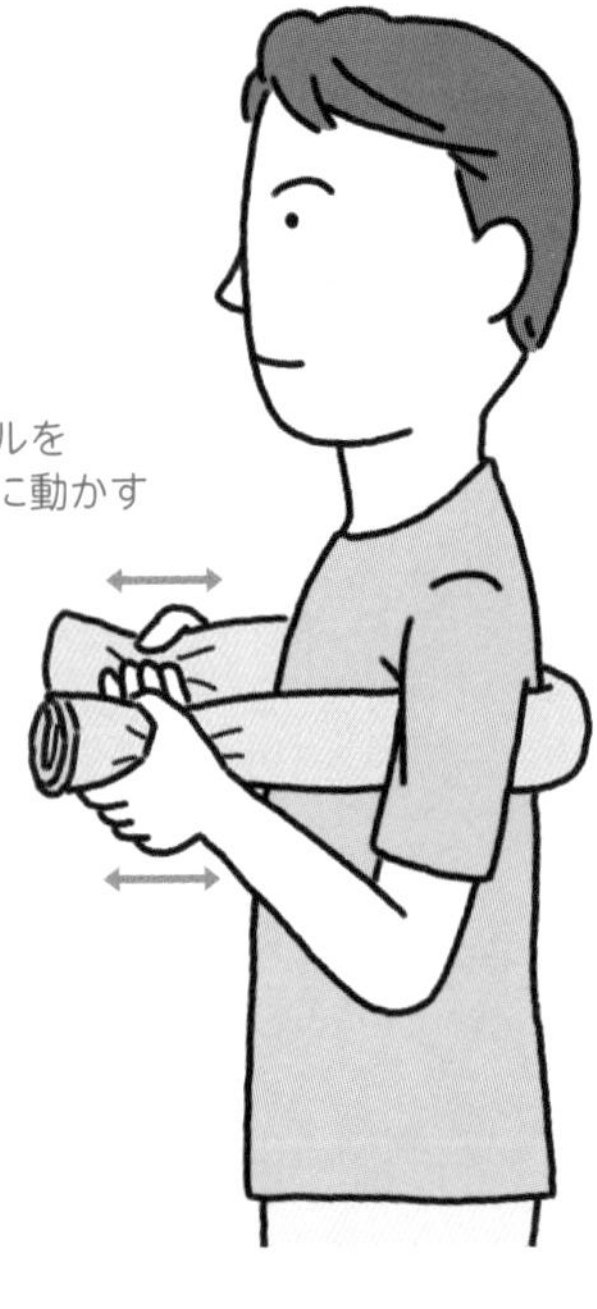

はさんだタオルを1分間ほど、前後に動かします。

Point

風呂上がりに行うと効果が上がります。

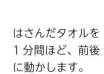

たすきがけ

たすきがけをすることによって姿勢を正しく保ち、僧帽筋の回りの筋肉の緊張をゆるめる方法です。

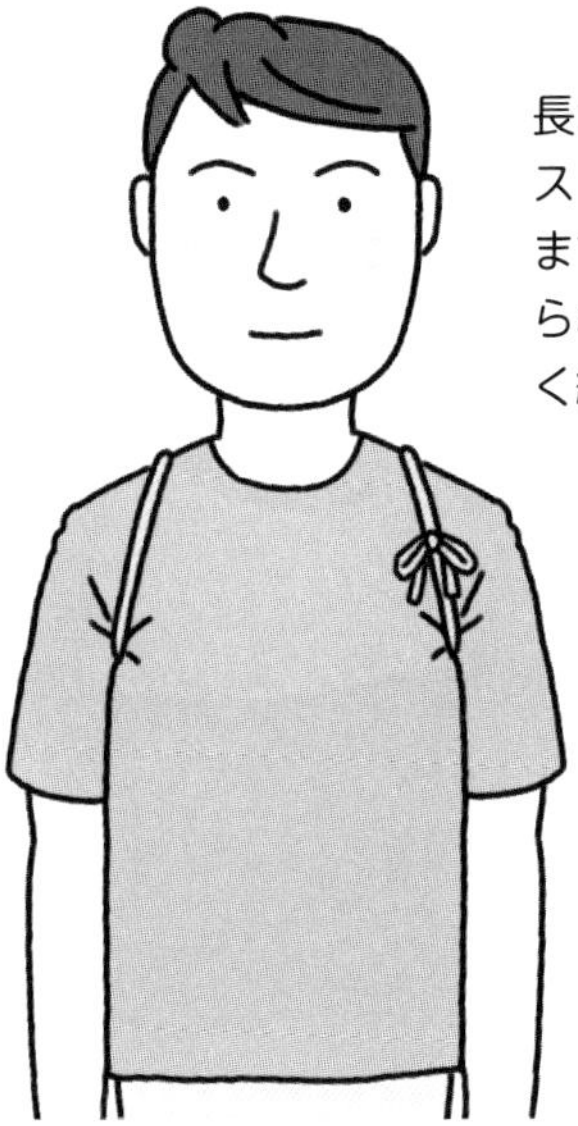

長いゴムひもを用意し、イラストのように、たすきがけします。肩が少し後ろに引っぱられるぐらいに調整し、ゆるく結んで固定します。

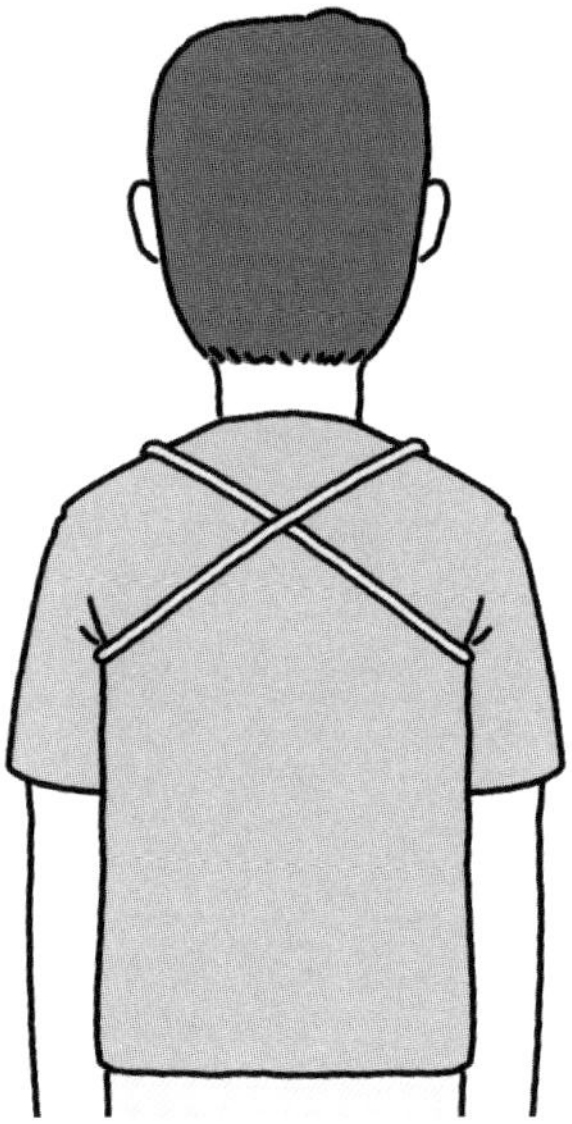

Point

ゴムひもは、平たくて張力がそれほど強くないものを選びましょう。

Advice!

たった１粒の小豆が肩こりを緩和する！

肩こりがひどい側の手のひらの薬指の付け根に小豆を１粒貼ります。薬指は交感神経に支配されており、そこを刺激することで血流が促され肩こりが緩和されます。

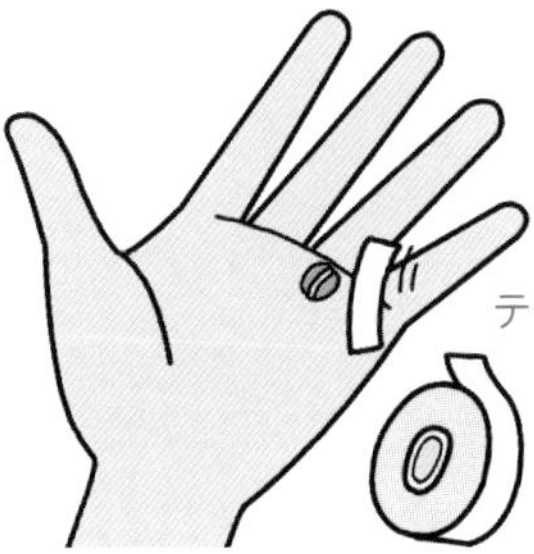

薬指の付け根の下に小豆一粒を固定します。

手足の冷え

手首洗い

手首にある血管を温める方法です。水で手を洗うときに、手首を握ってさすります。

反対の手で、手首を軽く握り、皮膚を１枚だけ動かすようなイメージで、前後にさすりながら洗います。反対側の手でも行います。

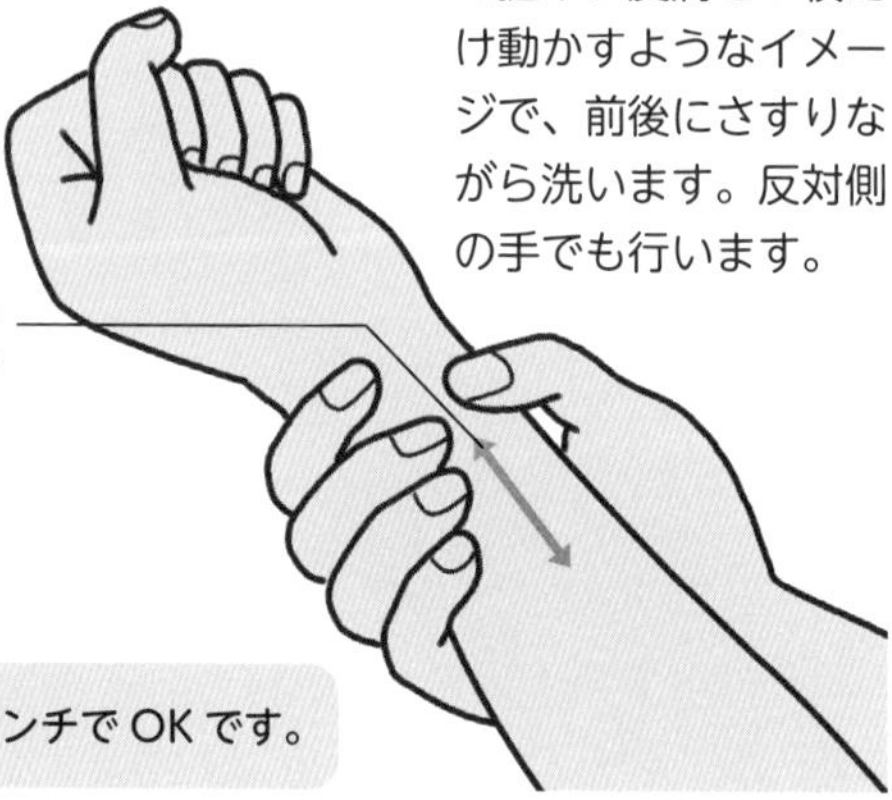

Point

動かすのは数センチでOKです。

原因

冷えは冬だけではなく、夏でもエアコンの効きすぎなどによって起きます。つまり冷えは気温の問題ではなく、体の血めぐりが悪くなっていたり、体温が下がったりすることが原因なのです。特に手先や足など、体の末端への毛細血管の血流は滞りがち。なかでも足は心臓から遠いため、先端部分の血流が悪くなる部位です。

対処法

手首や足首など、「首」とつく部分には血管が集中しているので、ここを重点的に温めるのが効果的です。手首の血管を温めたり、レッグウォーマーなどで足首を温めることを心がけましょう。また、丸めた雑誌などを利用して、足の裏を刺激するのも足を温める簡単な方法です。

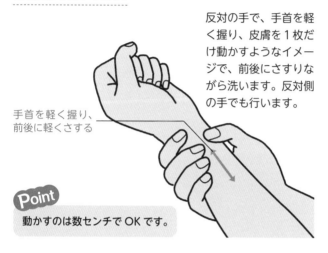

レッグウォーマー

足首に集中する血管をレッグウォーマーで温めて血流を促し、足先まで効果的に温めます。

長めのレッグウォーマーで足をしっかりと覆いましょう。足首のあたりを二重にします。

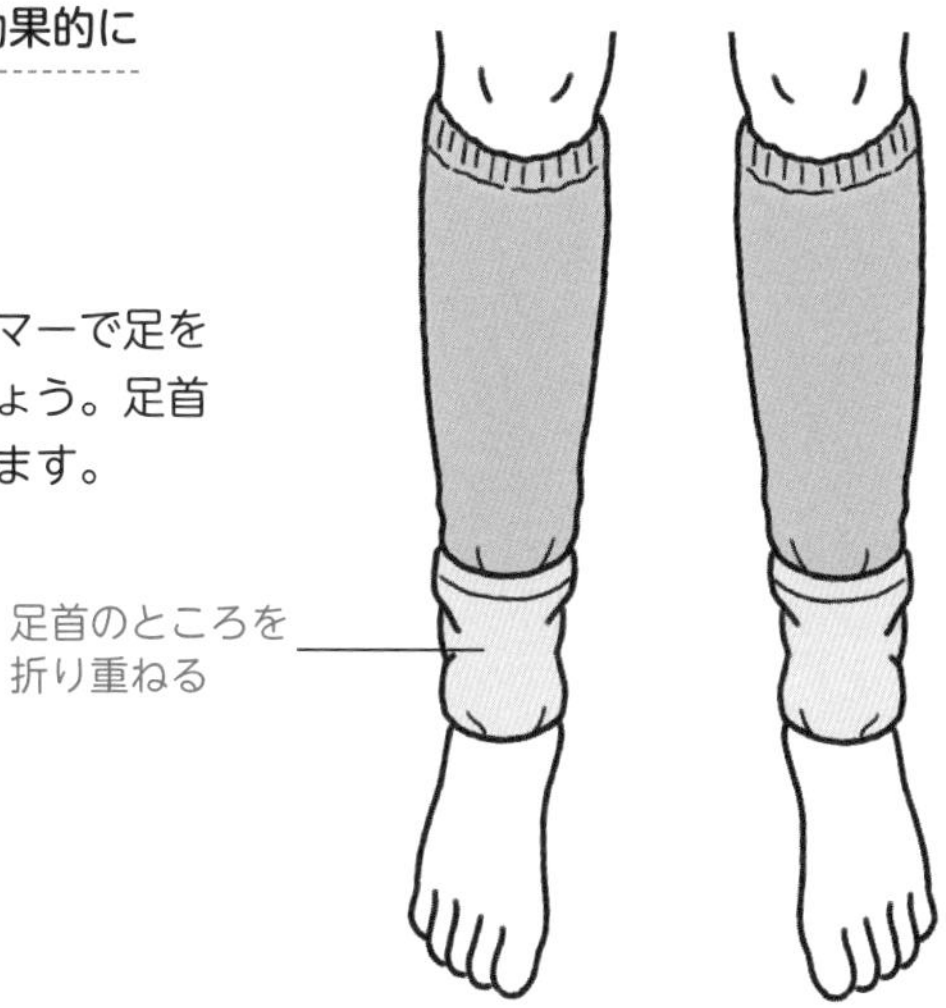

雑誌で足裏刺激

足裏に刺激を与えることによって、全身の血流を促す方法です。雑誌を丸めた上に足をのせて転がします。

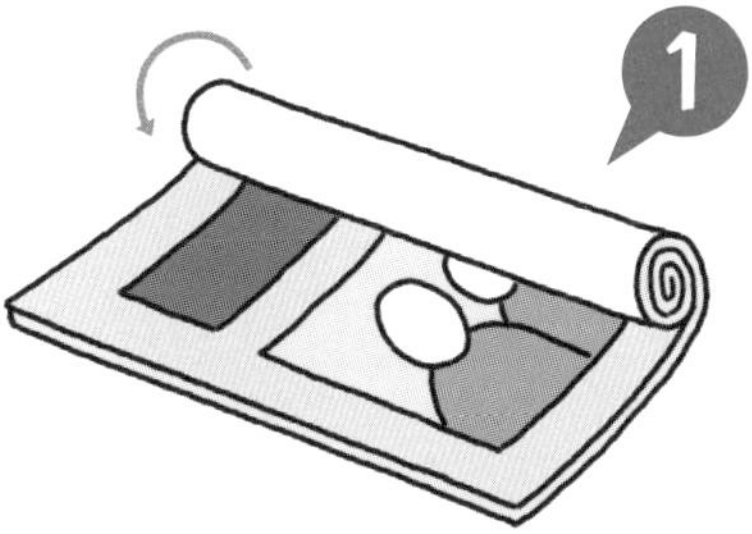

大判の古雑誌を用意し、冊子の真ん中ページを開いて、端から丸めていきます。筒状にしたら、テープで両端と中央の３か所をしっかり止めます。

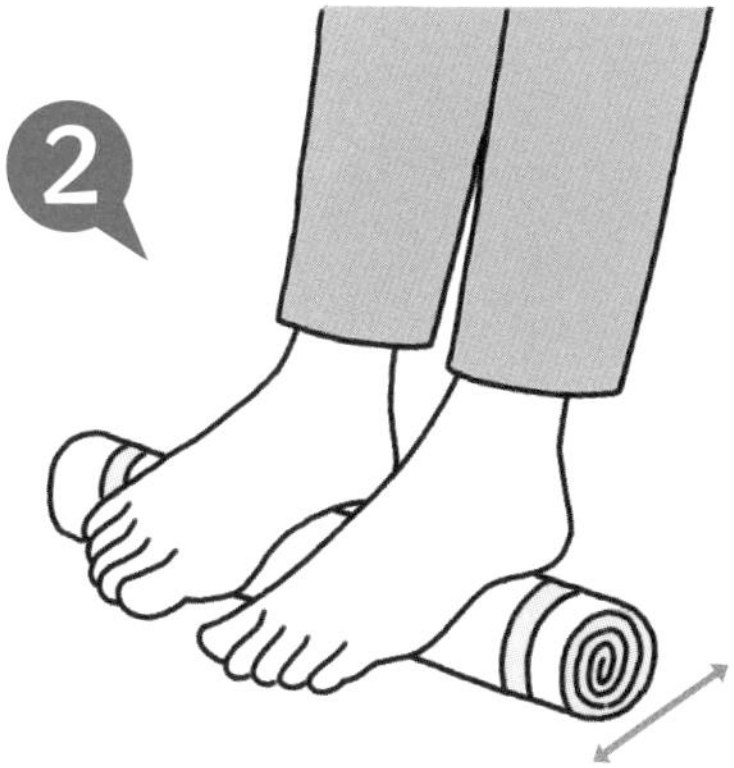

丸めた雑誌の上に足をのせ、前後に動かします。痛気持ちいい程度の力で足裏を刺激します。

むくみ

アキレス腱もみ

アキレス腱のあたりを軽く指先でもみほぐすことで、下半身に溜まっている血液を上半身に戻します。

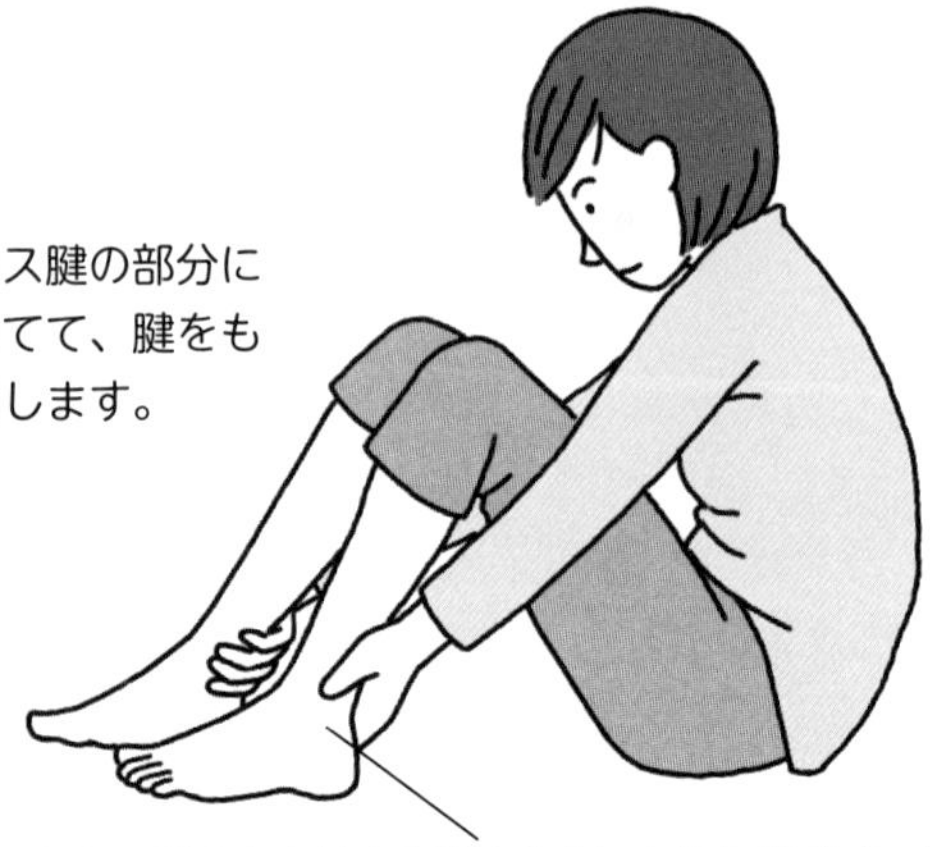

アキレス腱の部分に手をあてて、腱をもみほぐします。

アキレス腱のあたりを伸ばすようにもむのがポイント

原因

立ちっぱなしや運動不足で、足がむくむという人は多いでしょう。心臓から出た血液は足の毛細血管までいって老廃物などを回収し、重力に逆らって心臓まで戻ります。戻すにはふくらはぎのポンプ作用が不可欠ですが、これがうまく作用していないとむくみの原因となります。締めつける服装もむくみを増長します。

対処法

アキレス腱の部分を軽くもんだり、ウォーキングで体を動かしたりして、毛細血管の血流を促しましょう。下半身に溜まっている血液を上半身に戻すために足をもんだり、動かすのも効果があります。また、むくみには、お腹を温めるのもいいので、白湯《さゆ》を飲むのもおすすめ。

仰向け靴下履き

靴下を履くとき、床に寝て足を上げて履くことで、下半身に溜まった血液を上半身に戻します。

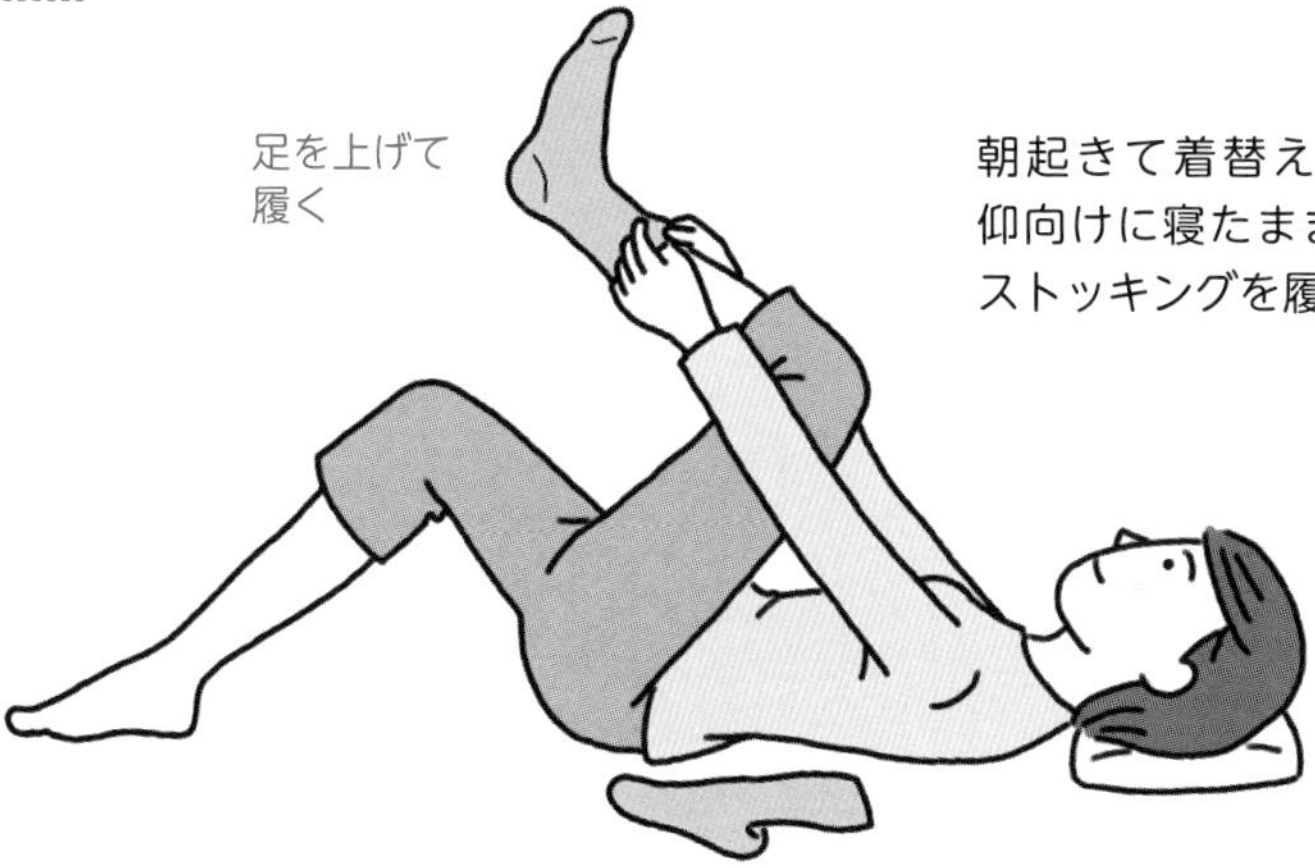
足を上げて
履く

朝起きて着替えるとき、仰向けに寝たまま靴下やストッキングを履きます。

ウォーキング

下半身に溜まった血液を上半身に戻すために、ふくらはぎを手っ取り早く収縮させることができる方法です。

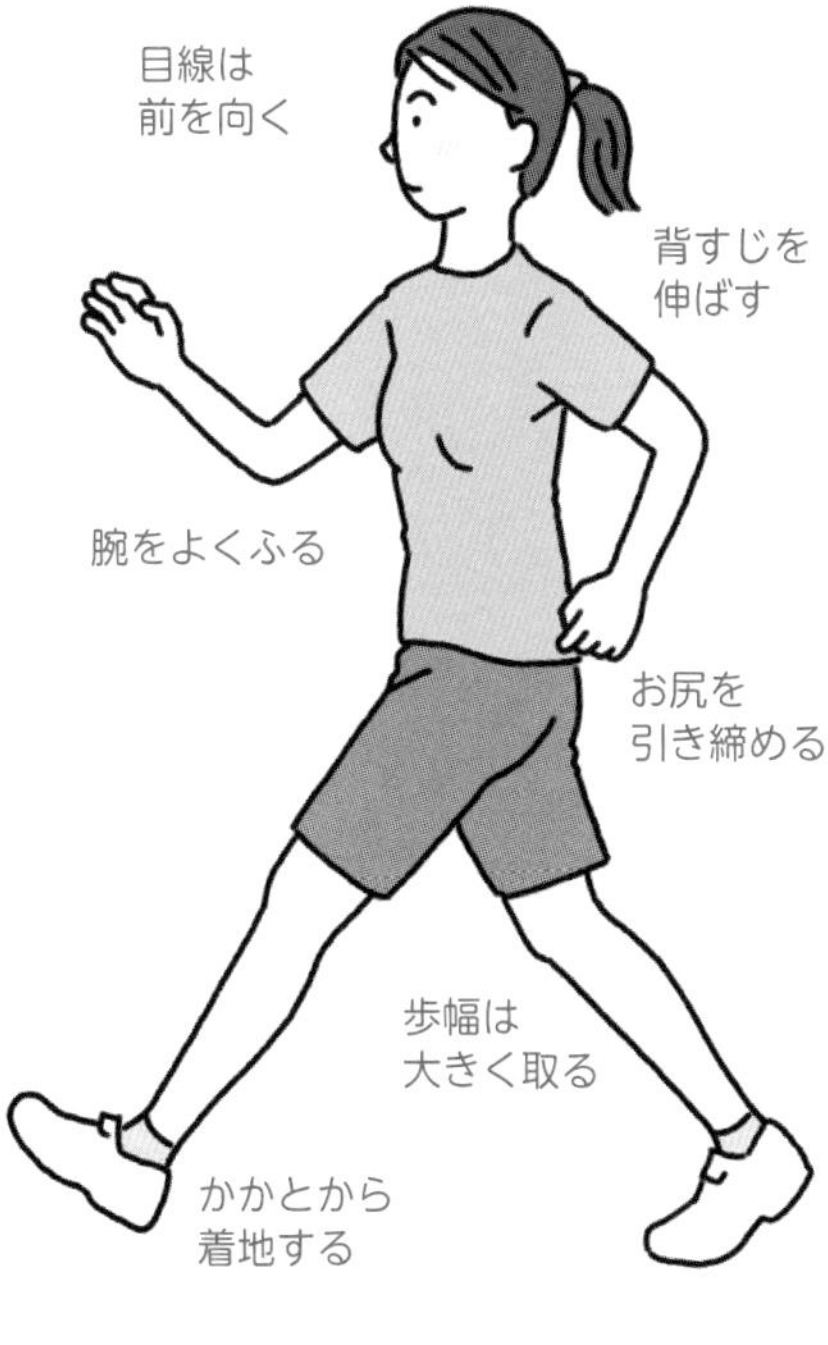
目線は
前を向く
背すじを
伸ばす
腕をよくふる
お尻を
引き締める
歩幅は
大きく取る
かかとから
着地する

むくみを解消させるため、ふくらはぎを効果的に収縮させます。元気よく歩くことで効果が高まります。

Column

全身の血めぐりを促進!

不調知らずの朝の生活習慣

朝の覚醒時は1日のうちで最も体温が下がってしまっています。1日の計は朝にあり! 朝のうちに、しっかり体温を上げて、温かい体を1日キープしましょう。忙しい朝におすすめの、簡単で効率よく体温を上げる方法をご紹介します。

朝の体温チェックの習慣

血流アップのためには体温を上げることが肝要です。そのためには、自身の体温を把握することも大切です。私たちの体温は、1日のうちでも、0・2~0・4度程度、変動するのが正常なので、同じ条件で測定して、記録をつけるのが理想です。

具体的には、朝、布団から出る前に、できるだけ同じ時間帯で、お口の中や脇の下など、測定箇所も決めて測りましょう。

簡単にできる冷えチェック

そして、布団のなかで自分の体の冷えもチェックしましょう。脇の下に手のひらをはさんで、温かさを感じて、次に、その手をお腹の上に置いてみます。脇の下よりもお腹のほうが冷たいと感じたら、体が冷えていると考えられます。

もう1つ、簡単にできる冷えのチェック法としては、耳を折ってみること。耳を折ったときに痛みを感じる場合は、毛細血管の末端まで、充分に血液が行き届いていない可能性が高く、体温が上がりにくい状態に陥っているといえます。

朝食ではタンパク質と副栄養素を摂取

朝食は体内時計をリセットし、体を活動モード

寝起きの血流チェック

熱が逃げにくい脇の下と、お腹の温かさを比べてみましょう。熱生産量が多いはずのお腹が冷たければ、体の血めぐりがよくない証拠といえます。

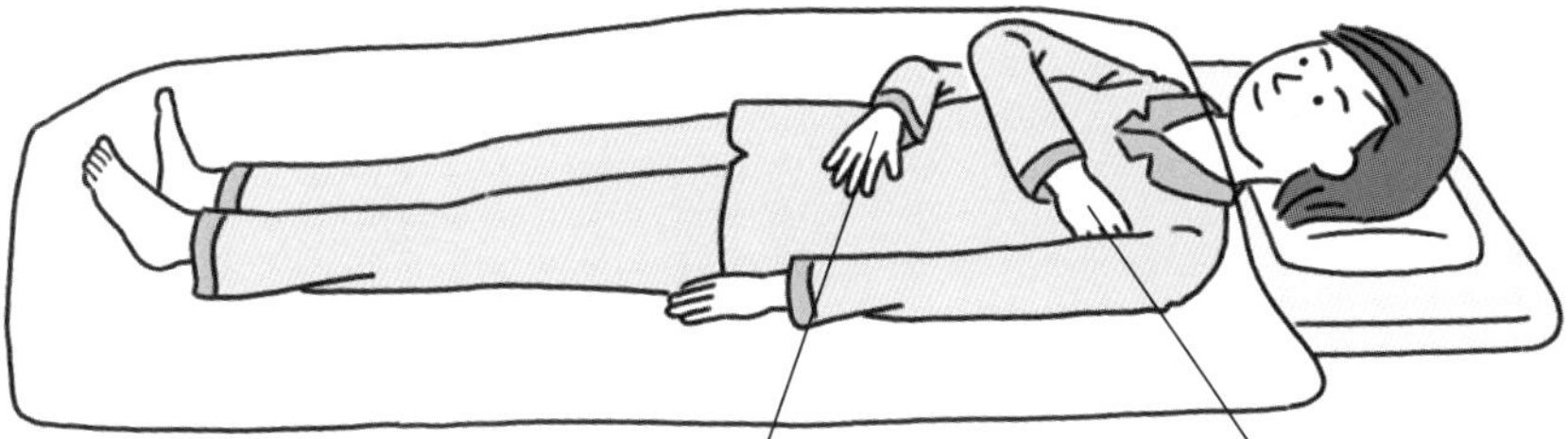
布団はきちんとかけたままでチェック
②その手をお腹の上に置いてみる
①脇の下に手のひらをはさんで、温かさを感じる

に切り替えるためにも重要です。特に注目したいのは、タンパク質です。これをしっかりとれば、体の熱産生も促されます。必須アミノ酸がバランスよく含まれている卵、納豆、魚などを食べましょう。さらに、夜の食事の燃焼を促してくれる微量栄養素（ビタミンやミネラル）を補給できる食品もおすすめです。たとえば、野菜のスムージー。赤・黒・橙など色の濃い野菜を混ぜて、ミキサーにかけてつくるとよいでしょう。微量栄養素と食物繊維をしっかり補給でき、お通じにも効果的です。

市販のフルーツジュースや野菜ジュースの多くは食物繊維が取り除かれていますが、健康のためには食物繊維も一緒にいただくのがおすすめです。

食事の量やバランスも人それぞれなので、自分のコンディションを物差しとして、「気持ちのよい好きなやり方」「長く続けられるやり方」を探求しましょう。

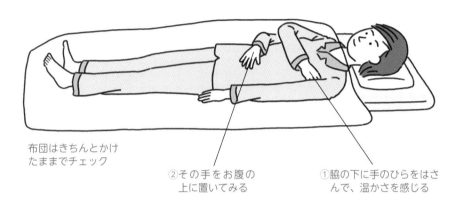

Column

目覚めの白湯で体の内側から温める

また、朝の白湯《さゆ》は簡単に体が温まるので、毎日の習慣にしましょう（99ページ参照）。体温が上がれば基礎代謝もアップ。温かい白湯がスイッチとなり胃腸が動き出すと、お通じもよくなります。白湯は体温より高ければ、飲みやすい温度でOKです。

逆にNGなのは、常温よりも冷たいもの。水やヨーグルトなどは、体によさそうに思えますが、冷えた食べ物や飲み物は体を冷やしてしまいます。冷蔵食品は、できるだけ常温に戻してから食べましょう。

「温めポイント」をしっかりガード

朝の服装選び次第で、1日の体の温め具合が大きく左右されます。朝は何かと忙しい時間帯ですが、しっかり「温めポイント」を押さえて、体を冷やしにくい衣服を心がけましょう。

「温めポイント」は、太い血管や大きな筋肉が集まっている場所。イラストにあるとおり、首、二の腕、お腹、腰&お尻、太もも、足首が該当します。特に、お腹、腰、太ももは最重要ポイント。全身の体温の多くは、この3か所でつくられています。

温めアイテムを上手に活用

冷えやすいお腹を温めてくれる基本アイテムとして活用して欲しいのが腹巻きです。腰も一緒にカバーできます。近頃は、着用中も洋服のラインに響かないような薄手のタイプもあります。

インナーも季節を問わずに活用しましょう。二の腕を温める七分袖や長袖のシャツ、お尻や太ももを温めるスパッツやレギンスなども、しっかり常備しておきたいアイテムです。

首や肩回りなど、上半身の体温調節をするためには、マフラーやショール、ストールが重宝します。大判のアイテムなら、ひざ掛けとしても使えます。真夏でもエアコンで体が冷えてしまう場合があるので、薄手のストールや、さっと羽織るも

血管が多い場所

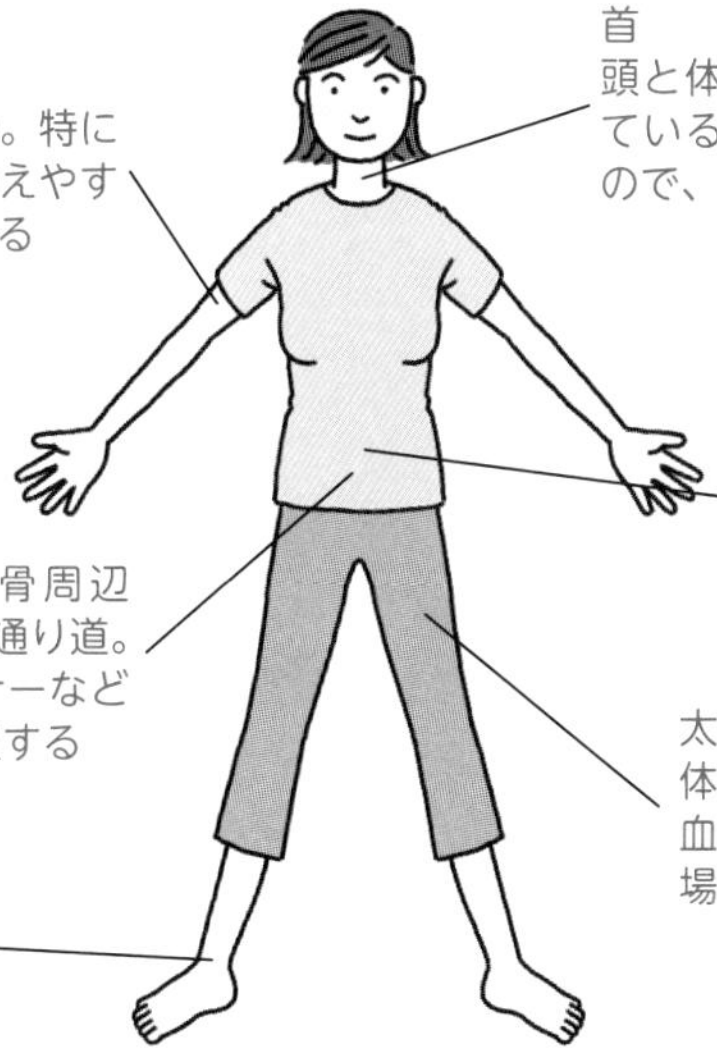
二の腕
意外に、筋肉や血管が多い。特に腕の裏側は脂肪がついて冷えやすいので、しっかりガードする
首
頭と体をつなぐ太い動脈が通っている。血流が悪くなりやすいので、冷やさないよう要注意
お腹
最も温めるべき場所。大切な臓器が集中しているので、夏でも冷やさないようにする
腰＆お尻
お尻の上の仙骨周辺は、自律神経の通り道。腰巻き、インナーなどで重点的に保温する
太もも
体のなかで最も筋肉が多く、血管もたくさん集まっている場所。タイツなどを活用する
足首
血管が集中している場所。足先まで体を温めるためには、足首を冷やさないことが大切

のを1枚持っておくとよいでしょう。

また、すねより下（足下）は心臓から遠い位置にあることから冷えやすいので、靴下などでガードしましょう。足下をしっかりカバーできる長い靴下や、五本指の靴下がおすすめです。五本指靴下は、足指が動かせるので、足の血流を促しやすいです。

覚えておきたい服装のNGポイント

下着は血流に大きく関係します。ブラジャーやパンツなど、締めつけが強いもの、体型に合わないもの、サイズが小さすぎるものはNG。体を締めつけない快適な下着を選びましょう。

なお、小学生ぐらいまでの子どもは、体温調整能力を養う必要があるので、厚着のしすぎは避けましょう。ただし、お腹を冷やすのは厳禁。腹巻きなどで、内臓をしっかり温めましょう。

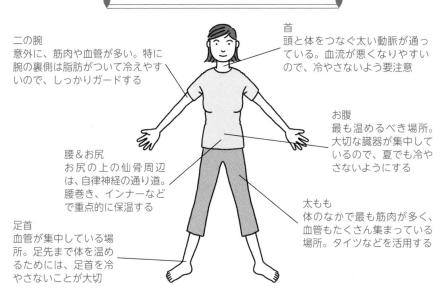

不眠

人間の首の骨（頸椎）は7つあり、１番上のところが「ぼんのくぼ」です。ここを温めることで、効率的に血流を促します。

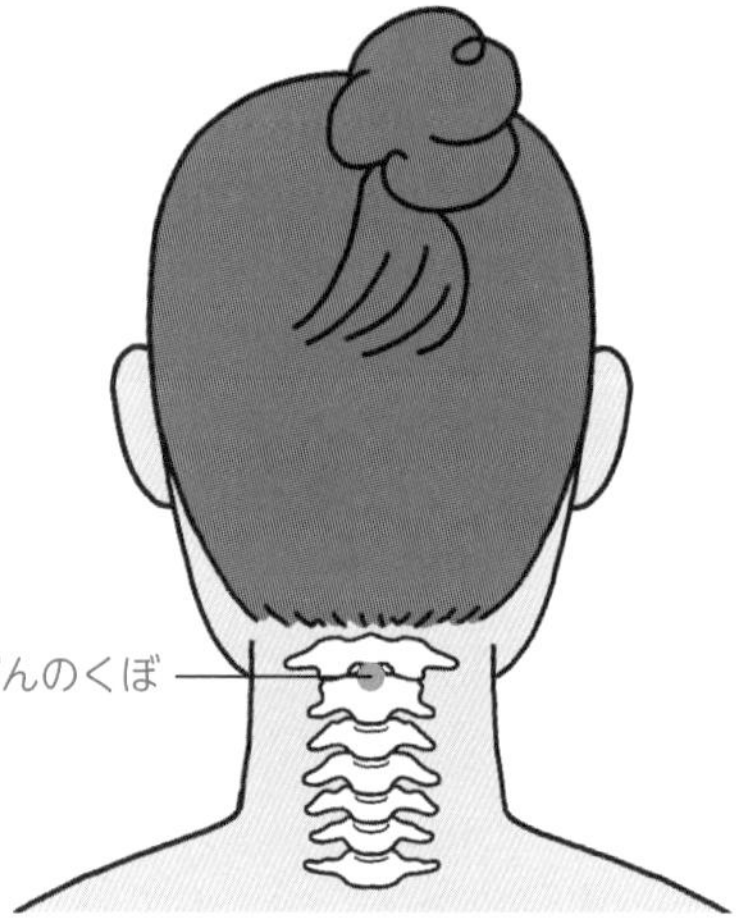

原因❶

夜、布団に入ってもなかなか眠れない、夜中に何度も目が覚めてしまうなど、不眠はストレスや不規則な生活、疲労など、さまざまなことが要因として考えられます。また、無理な姿勢を長時間、続けたり、根を詰めて作業をしたりした後は、筋肉がこわばり、毛細血管の血流が滞りがちになります。それも原因になります。

対処法❶

不眠解消法の1つは頭、首、肩などの緊張をほぐすことです。首の後ろの中央にある「ぼんのくぼ」というくぼみを温めるとよいでしょう。最も手軽なのは就寝時、首にバンダナを巻くことです。効果的に血管を温めることができ、血流を下から上に促す効果があります。

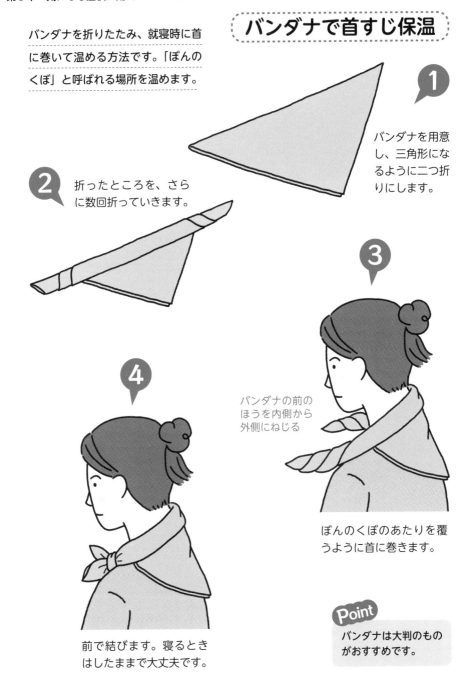

バンダナで首すじ保温

バンダナを折りたたみ、就寝時に首に巻いて温める方法です。「ぼんのくぼ」と呼ばれる場所を温めます。

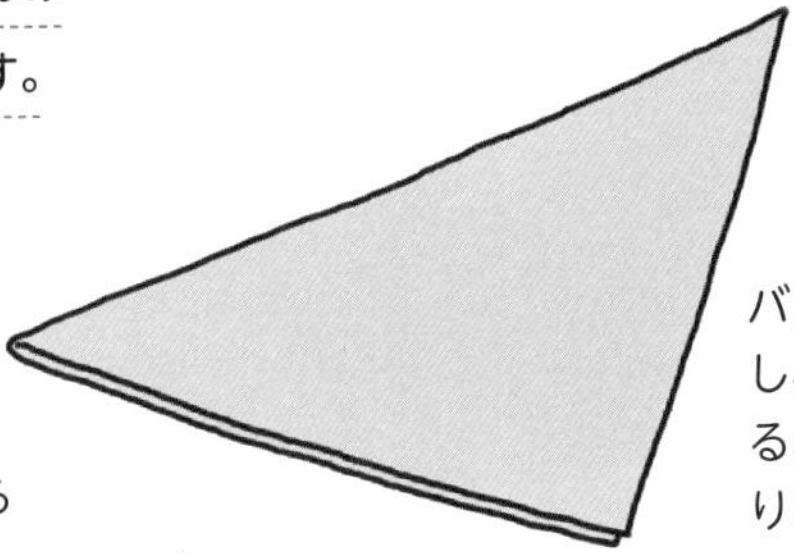

1

バンダナを用意し、三角形になるように二つ折りにします。

2

折ったところを、さらに数回折っていきます。

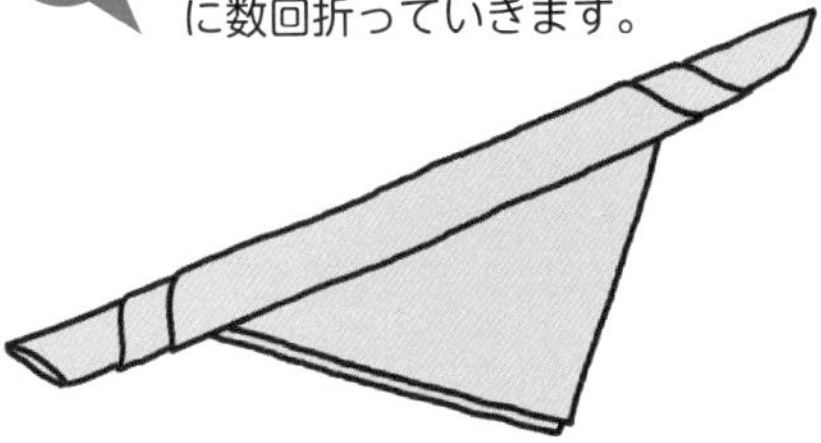

3

バンダナの前のほうを内側から外側にねじる

ぼんのくぼのあたりを覆うように首に巻きます。

4

前で結びます。寝るときはしたままで大丈夫です。

Point

バンダナは大判のものがおすすめです。

輻射熱で足温め

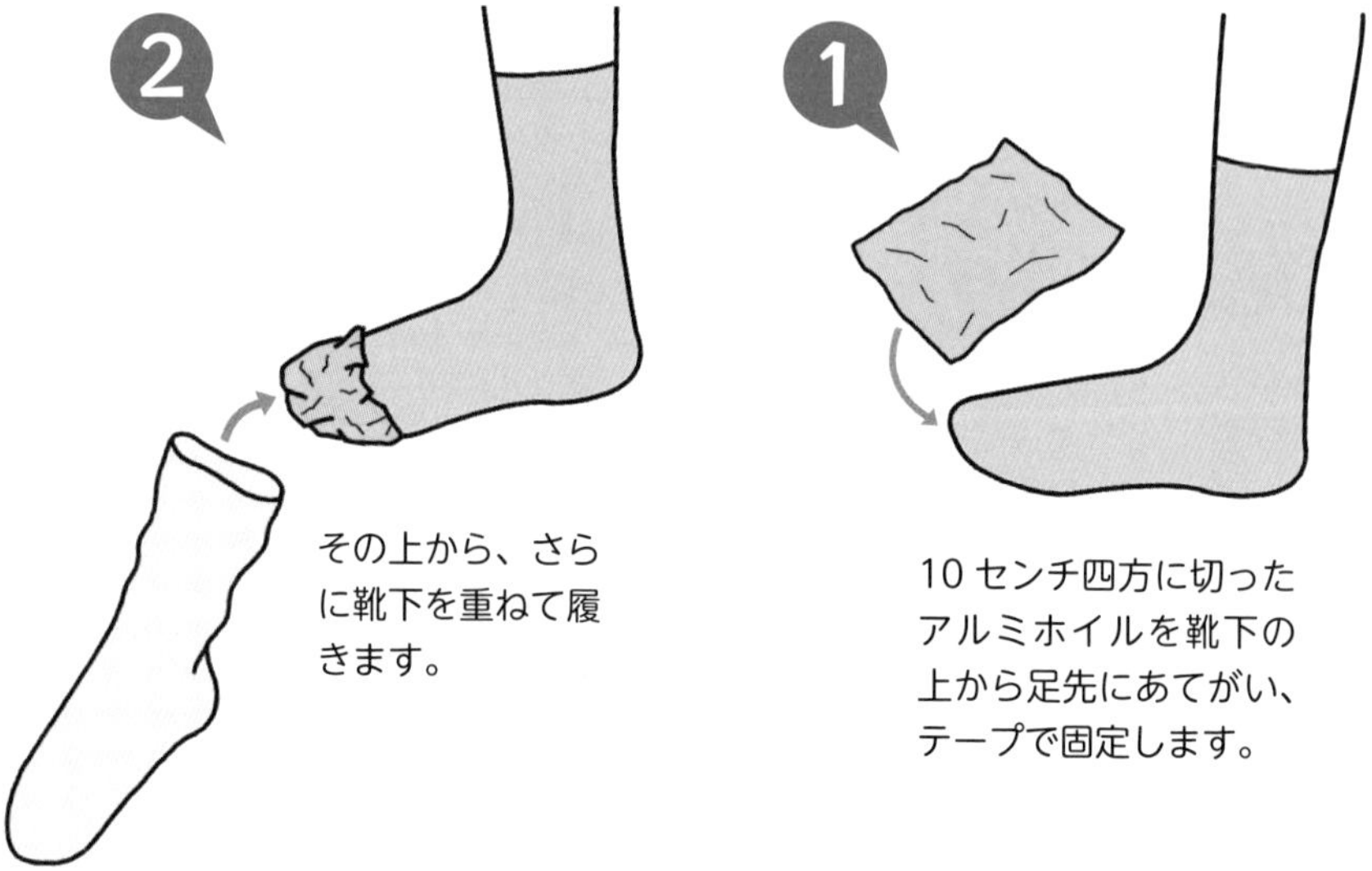
1
10センチ四方に切ったアルミホイルを靴下の上から足先にあてがい、テープで固定します。
2
その上から、さらに靴下を重ねて履きます。

原因❷

不眠の原因には、下半身の血流の滞りもあります。特にひざから下、足先にかけて毛細血管の血流が悪いと足先が冷たく感じ、安眠の妨げに。また、ストレスなどにより、交感《こうかん》神経にスイッチが入ったままの状態が長く続き、自律《じりつ》神経が乱れていることも不眠の要因になります。

対処法❷

不眠は、足を温めることで改善することがあります。就寝30分ほど前にぬるめのお風呂に入ってゆっくり足や体を温めると副交感神経に切り替わり、入眠しやすくなります。そのほか、アルミホイルで足先を覆って温める方法や、足のかかとのふくらみの中央にある「失眠《しつみん》」というツボを押す方法も効果的です。

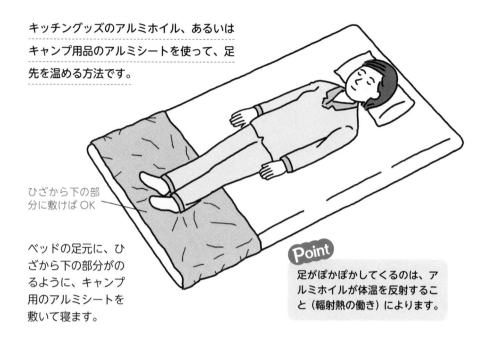

キッチングッズのアルミホイル、あるいはキャンプ用品のアルミシートを使って、足先を温める方法です。

ベッドの足元に、ひざから下の部分がのるように、キャンプ用のアルミシートを敷いて寝ます。

Point

足がぽかぽかしてくるのは、アルミホイルが体温を反射すること（輻射熱の働き）によります。

Advice!

「眠」りを「失」った人に効くツボ「失眠《しつみん》」

不眠症に効くツボとして知られる「失眠」。その名の通り、眠りを失った人に安眠をもたらします。眠れないとき、ここを押してみましょう。

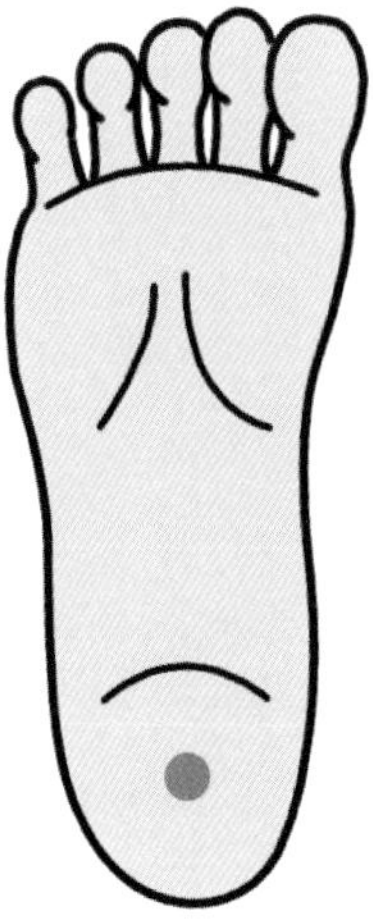

失眠
足の裏、かかとのふくらみのほぼ中央にあります。

高血圧・低血圧

原因

高血圧・低血圧ともに、全身の血のめぐりがよくないことが一因となります。それは、体がゆがんでいることで起こっている場合があります。体のゆがみ方は、いつも同じとは限りません。朝起きたら、鏡の前でチェックするとよいでしょう。鏡の前に立ち、写った姿の左右の肩の高さが違っていたらゆがみがある証拠です。

対処法

体のゆがみがわかったら、その日は、立つときに肩が下がっていた方の足を少し後ろに引くことを意識してみましょう。また、座るときは、肩が下がっていた側と反対の足を引いて座りましょう。それだけでも体のゆがみが修正され、滞っていた全身の血めぐりが回復します。

立ち姿勢でゆがみ直し

立った姿勢で、体のゆがみを修正する方法です。

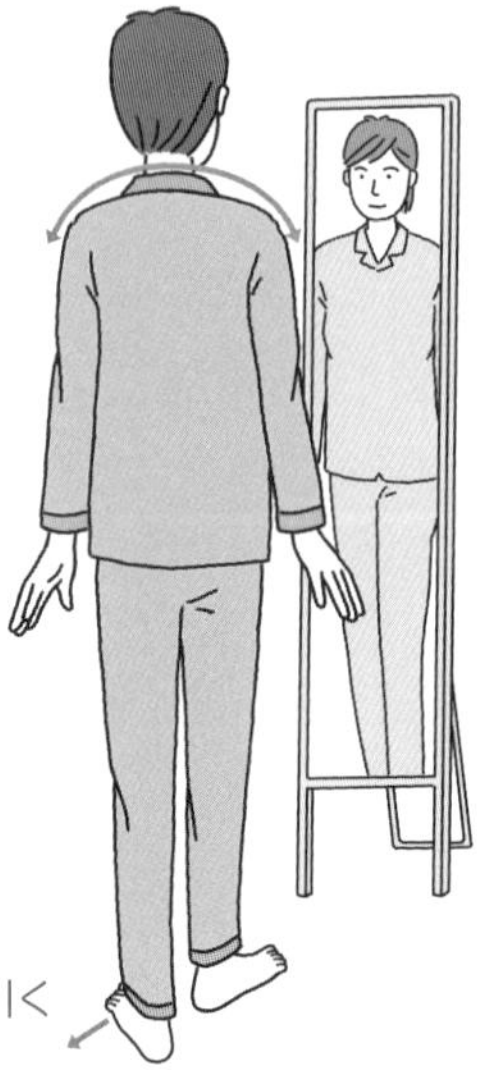

鏡に映った姿を見て、肩の高さが違う場合、水平になるまでいっぽうの足を少し後ろに引き、水平になったら１分ほど保ちます。また、その日一日、立つときは、後ろに引いたほうの足を少し外側に開いて立つようにします。

座り姿勢でゆがみ直し

座った姿勢で、体のゆがみを修正する方法です。

1

ひざとくるぶしがまっすぐになるよう、イスに浅く座ります。

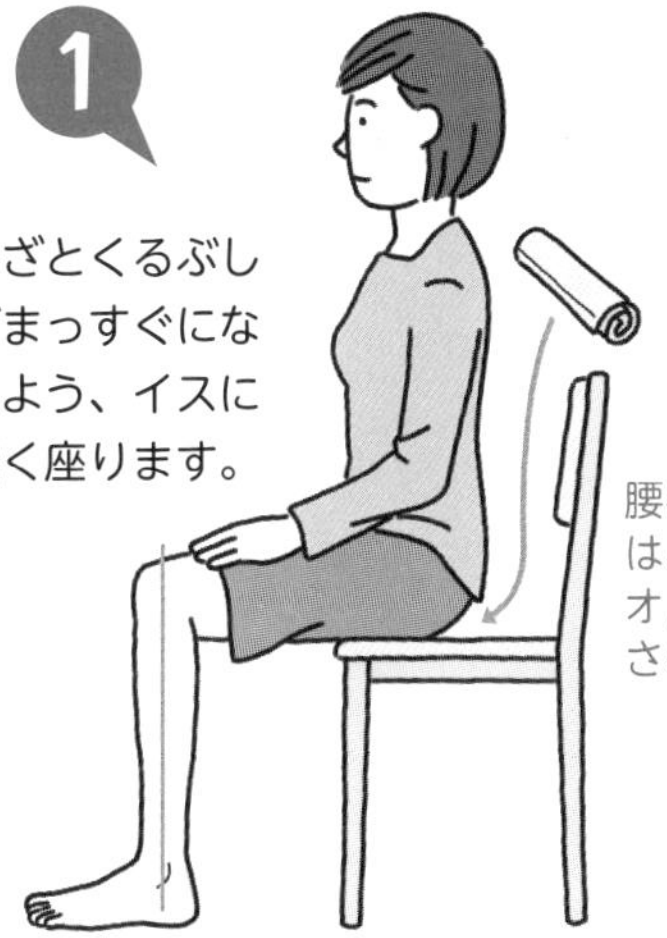
腰痛がある人は、巻いたタオルなどをはさむとよい

2

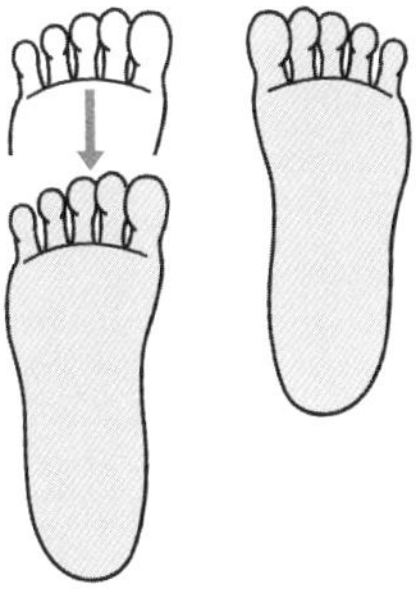

足の位置は、下がっていた肩とは反対側の足を少し引きます。その日は、その姿勢で座り続けます。

寝姿勢でゆがみ直し

寝た姿勢で、体のゆがみを修正する方法です。

1

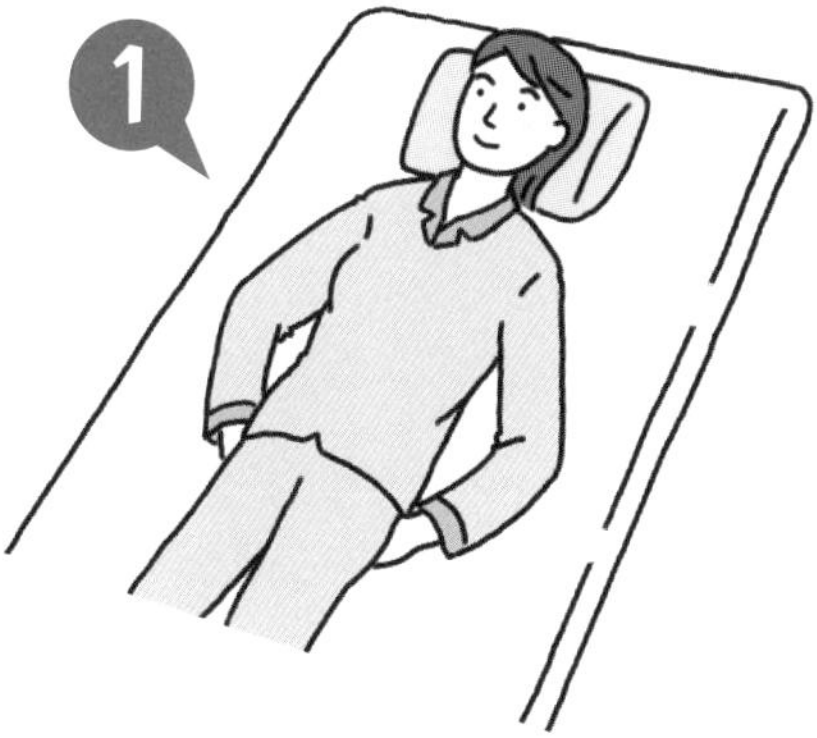

腰の下に手を入れ、ラクに感じるのはどちらか、確認します。

2

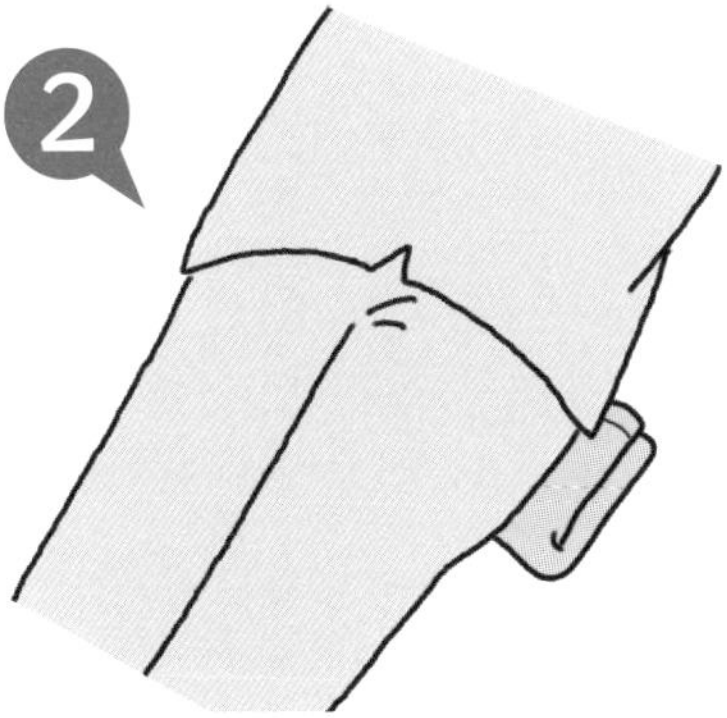

ラクに感じる側にタオルをはさむと、体のゆがみが修正され、体の血めぐりが改善します。

だるさ・疲れやすい

原因

特に理由もなく慢性的に疲労が続いたり、だるさが抜けなかったりする場合、体のゆがみによって筋肉中の毛細血管の血流の滞りが原因になっていることがあります。特に長時間、座るときは、よい姿勢を保つことが大事なのですが、キープするのは結構きついもの。姿勢が崩れた結果、血流の滞りを招くのです。

対処法

イスに座るとき、背すじの伸びた姿勢を保つために、タオルを折りたたんでお尻の下に差し込みます。タオルを筒状にして太ももの間に挟むことでも体のゆがみが調整され、毛細血管の血流が改善します。疲れたときに元気を補う足のツボを押すのも効果的です。

タオルで姿勢矯正

フェイスタオルを三角形に折りたたみ、座ったときにお尻の下に差し込むことで正しい姿勢を保つ方法です。

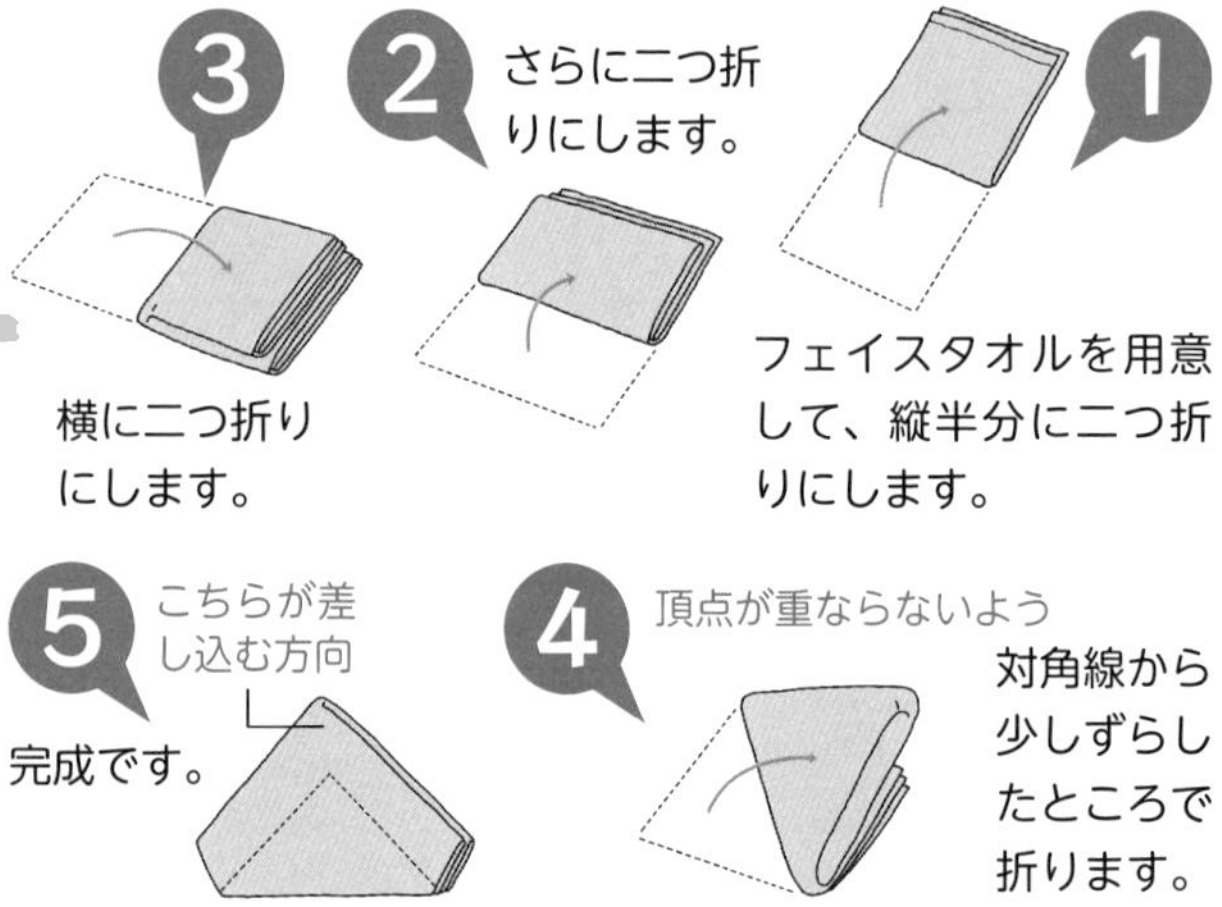
1
フェイスタオルを用意して、縦半分に二つ折りにします。
2
さらに二つ折りにします。
3
横に二つ折りにします。
4
頂点が重ならないよう
対角線から少しずらしたところで折ります。
5
こちらが差し込む方向
完成です。

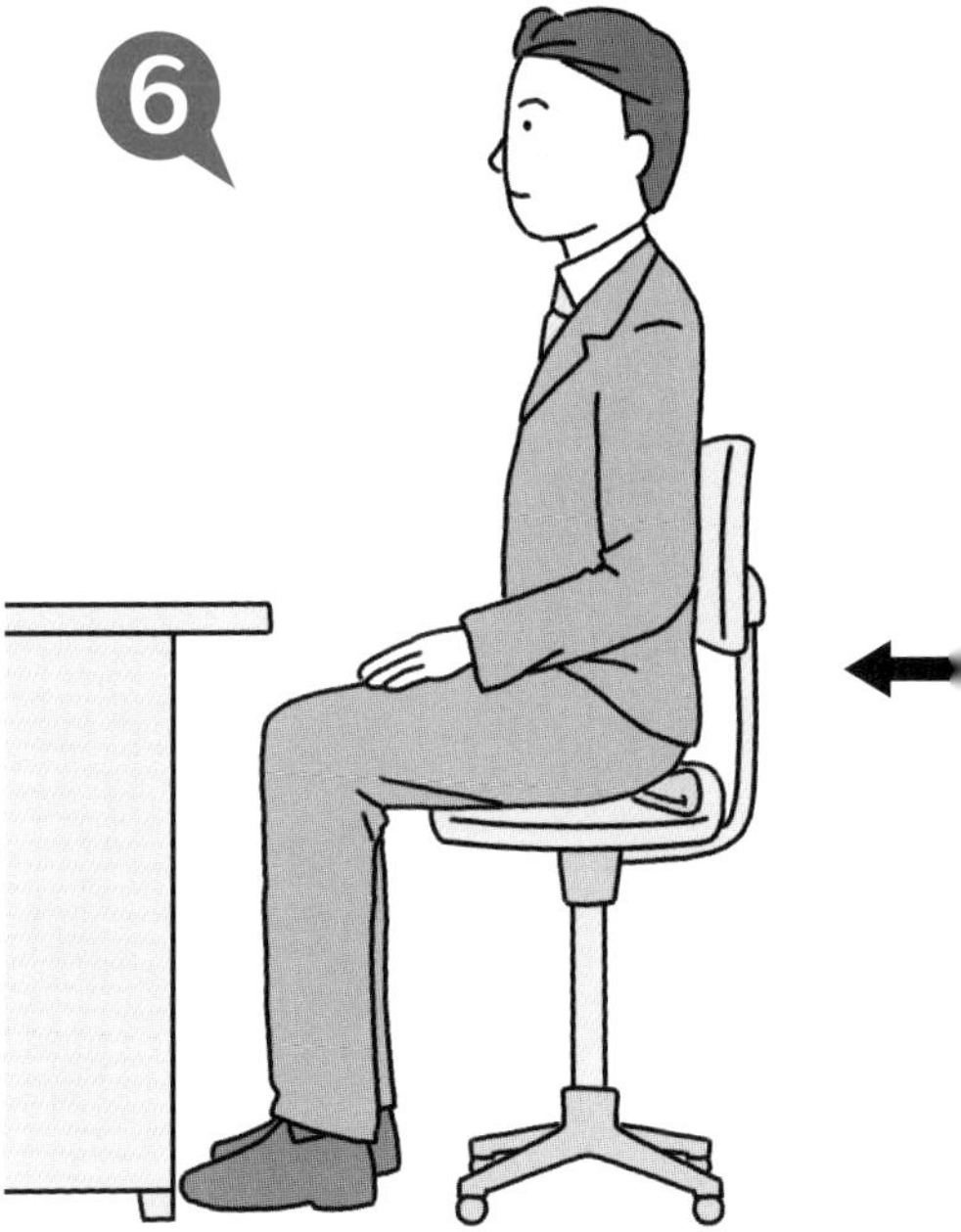

お尻の下にタオルを差し込みます。左右均等ではなく、自分が心地よいと思う場所に置きましょう。

Point

強い腰痛のある人は、タオルを逆向きにして座るのも試してみましょう。

Advice!

「腎虚」の状態を補うツボ「湧泉《ゆうせん》」

漢方では、人間が生まれながら持っている「先天の気」＝「腎」が弱っている状態を「腎虚」といいます。老化によっても起きる現象で、疲れやすくなります。この「腎」の働きを補うツボが「湧泉」。やさしく押すことで、「腎」の機能が活発になります。

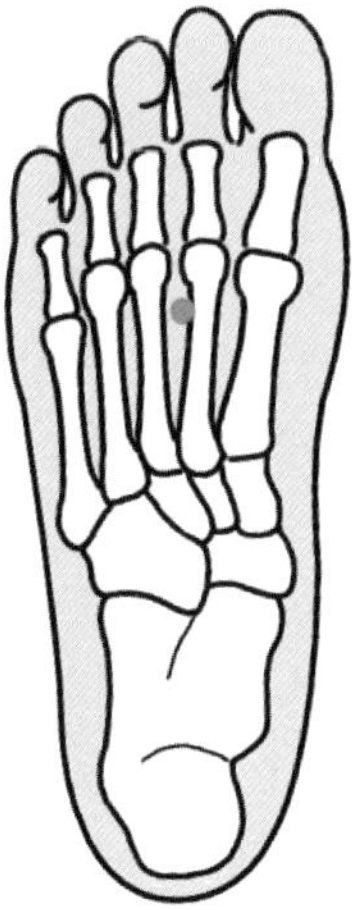

湧泉
足裏全体を３分の１に分け、つま先側にある中指と人差し指の間にあるくぼみにあります。

太もものゆがみ直し

フェイスタオルを筒状に巻き、イスに座って太ももの間にはさむ方法です。太もものゆがみが緩和され、血流が促されます。

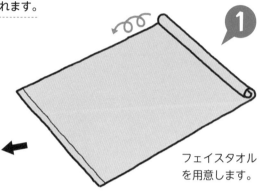

フェイスタオルを用意します。

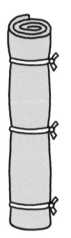

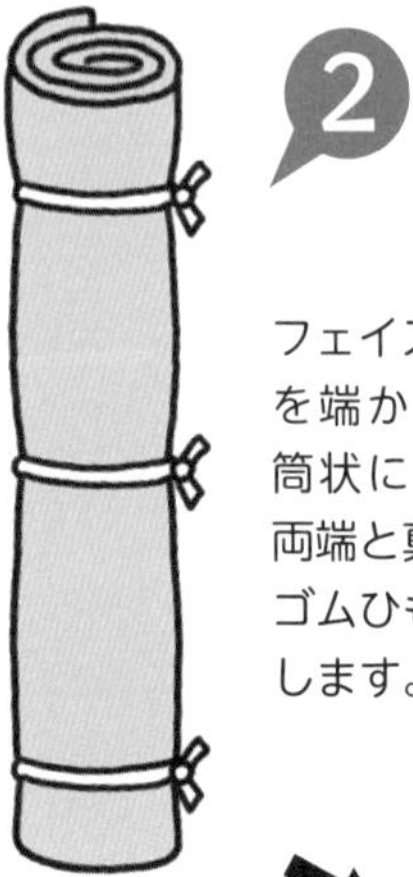

フェイスタオルを端から巻き、筒状にします。両端と真ん中をゴムひもで固定します。

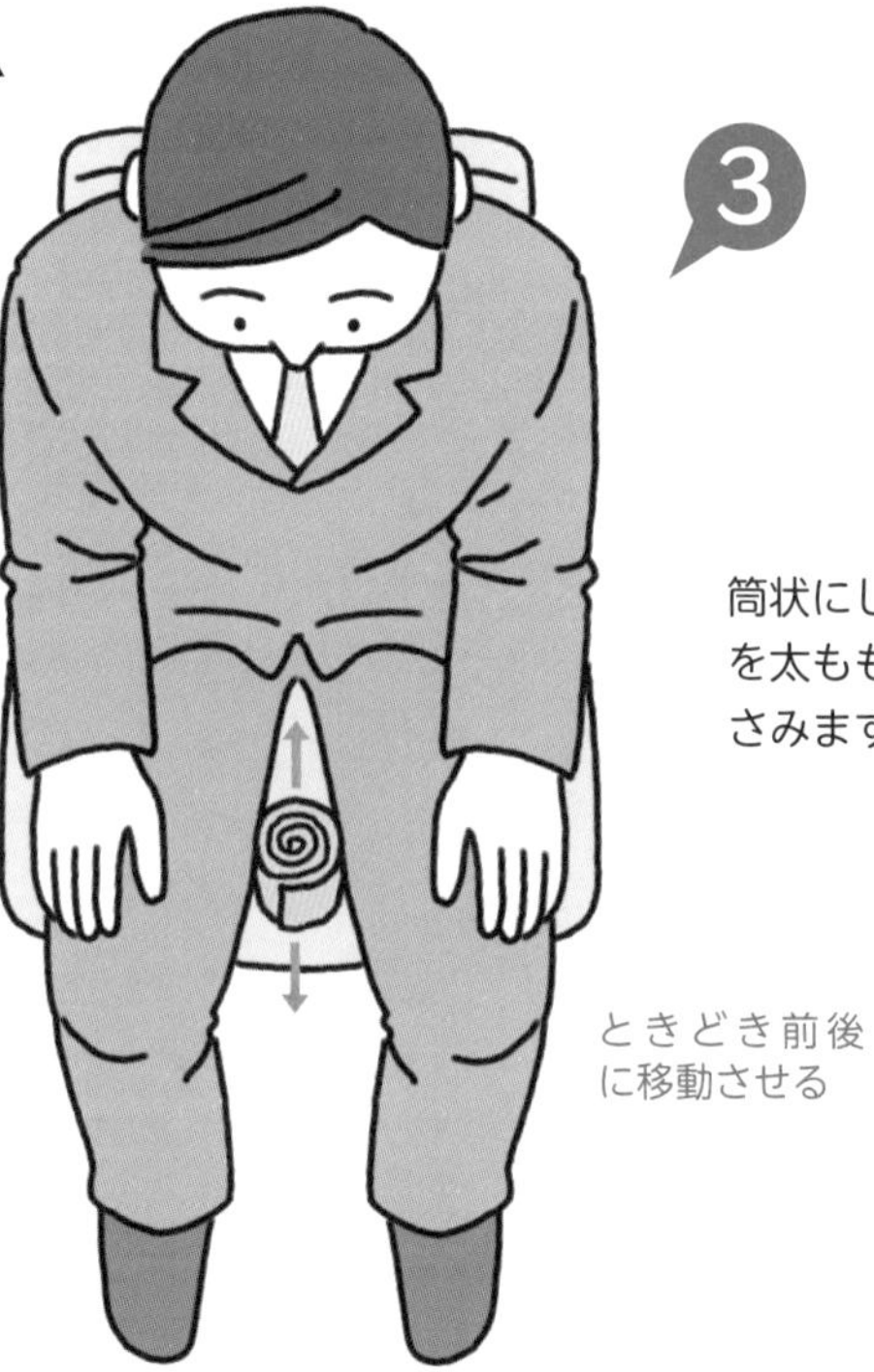

筒状にしたタオルを太ももの間にはさみます。

Advice!

「気虚《ききょ》」の状態を改善する食べ物

漢方医学では、私たちの体は「気・血・水」の３つの要素で成り立っていると考えられています。「血」と「水」は体内をめぐる体液、「気」は「元気」「気力」などの言葉に見られるように、生命の根源となるエネルギーのこと。「気」が充分に満ちていて体を正しくめぐっている状態を「正気（せいき）」といい、「気」が足りず病んでいる状態を「病気」といいます。

「疲れ」は、漢方では「気虚」、つまり「気」が不足している状態と捉えます。漢方では、この３つの要素がバランスよくめぐっていることが大切で、足りないものは補い、多すぎるものは捨てることで体を整えていくという考え方が治療の基本となります。

「気」の不足を補う食べ物として、ひえ、あわ、はとむぎなどの雑穀がよく知られています。白米に、これらの食べ物を混ぜて炊き、摂取するとよいでしょう。

もっと手間をかけずに簡単に気を高められるのが「白湯（さゆ）」です。朝、起きたときに温かい白湯を体内に入れると、胃や腸などがダイレクトに温まり、内臓の気の生成が促されます。つくり方は簡単。水をやかんなどに入れて１回、沸騰させ、飲める程度まで冷ませばでき上がりです。

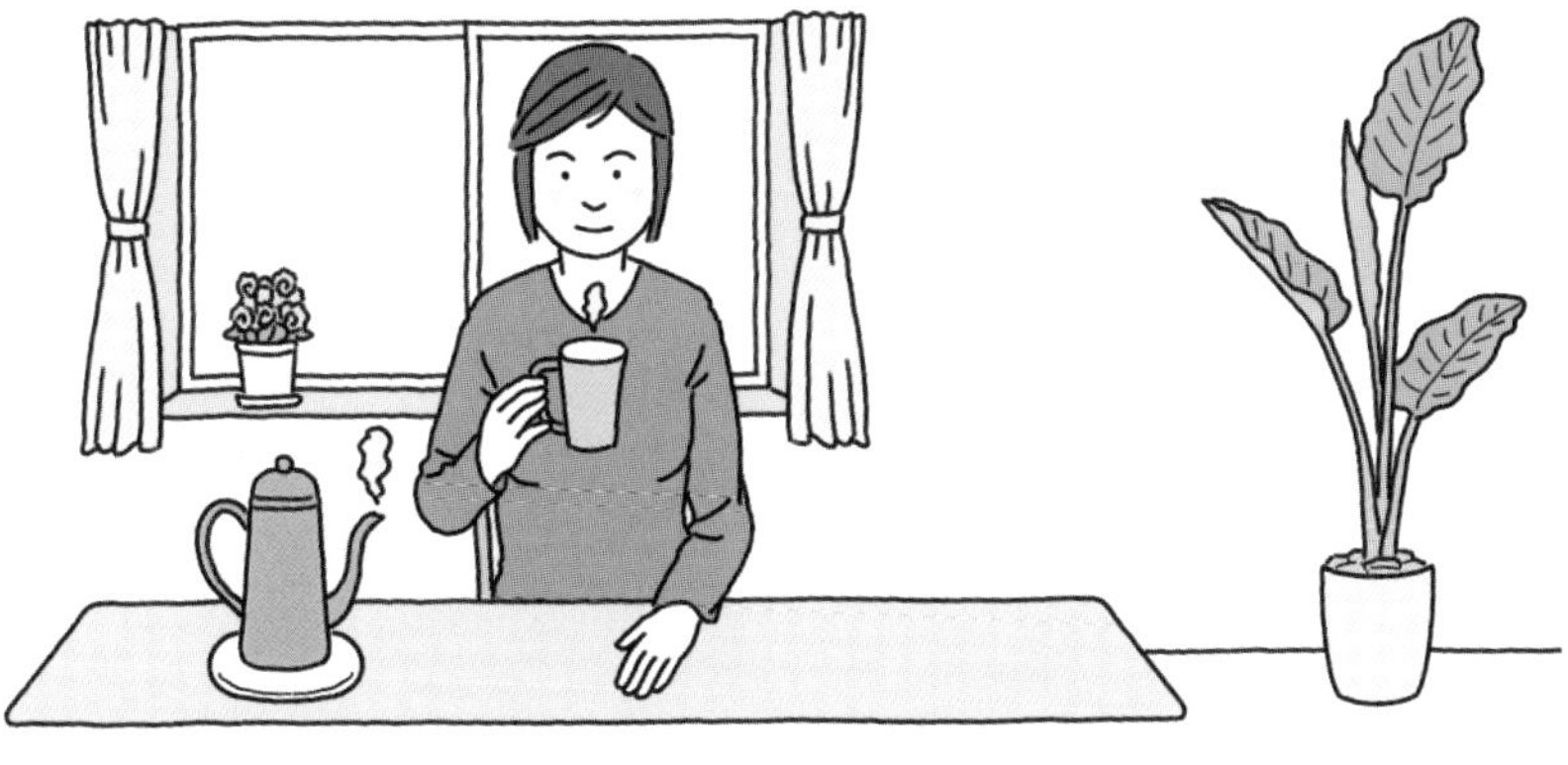

白湯は、水を沸騰させてから、飲めるぐらいに冷ましたものです。電子レンジで温めてもOKです。

食欲不振・胃痛

じっくり足湯

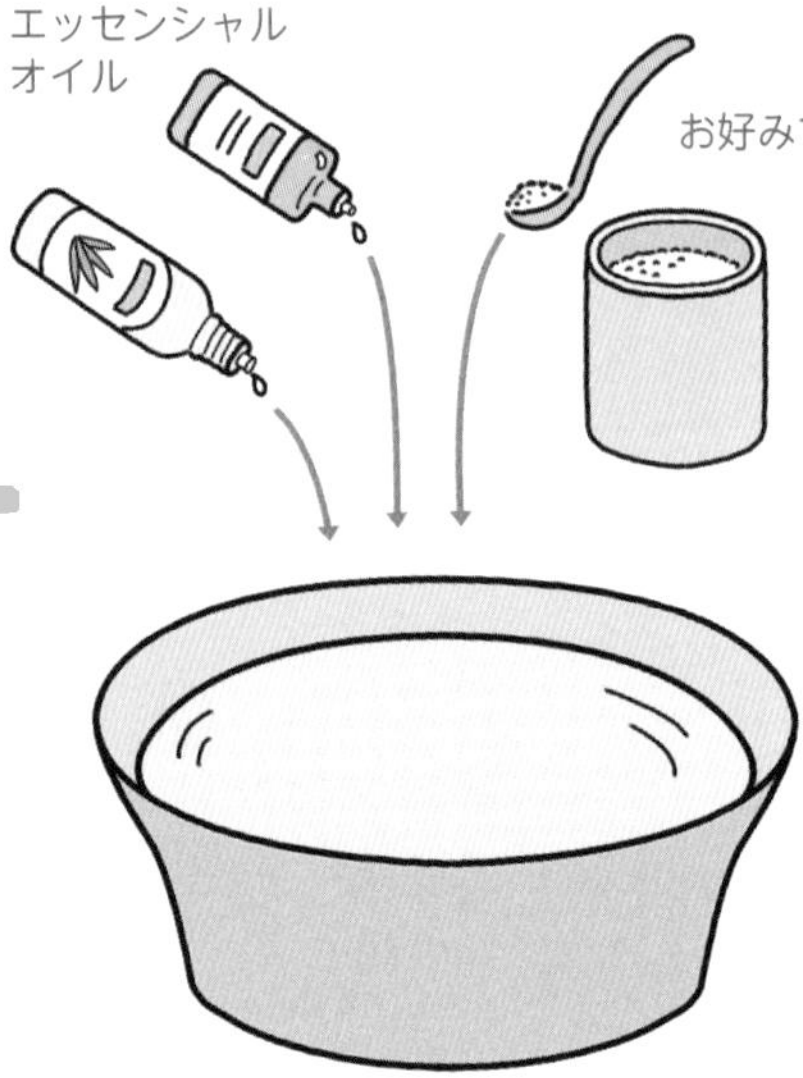
お好みで
エッセンシャル
オイル
お好みで粗塩

1

浸かったとき、くるぶしより高くなるぐらいの量のお湯を洗面器などにはります。温度は、夏は38～39度、冬は39～40度程度にします。

原因

胃酸の分泌が過剰になり、胃の粘膜を傷つけることで起こるのが胃炎です。消化不良が原因のこともありますが、近年増えているのが神経性の胃炎・胃痛や食欲不振。悩みごとや不安など、精神的なストレスが要因となっている場合が多く、ひどいときはお腹が空いたこともわからなくなってしまうこともあるでしょう。

対処法

ストレス性の胃痛や食欲不振の場合は、精神を安定させ、体温を上げるのが効果的です。おすすめは足湯です。ゆっくり浸かることで痛みを緩和するとともに気持ちもときほぐす効果があります。さらにエッセンシャルオイルなども使うとリラックス効果が高まります。

ゆっくりと足湯に浸かることで、ストレスを解消する方法です。

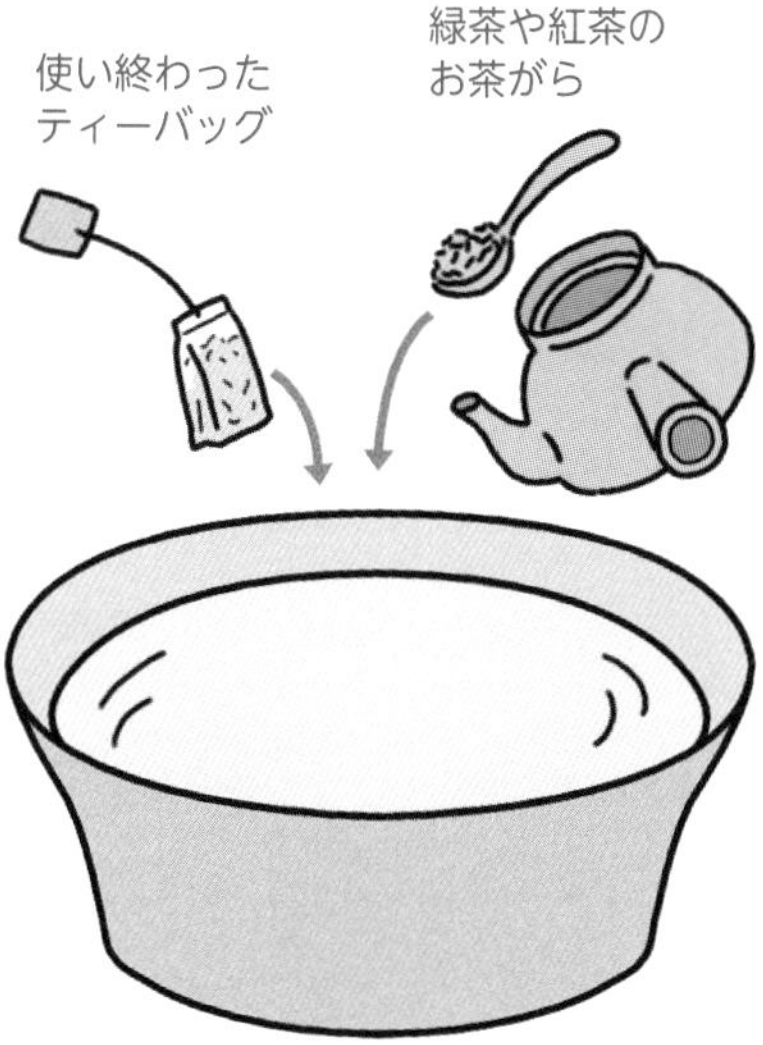
使い終わった
ティーバッグ
緑茶や紅茶の
お茶がら

粗塩やエッセンシャルオイルがない場合でも、お茶がらや使用済みのティーバッグなどを入れる方法があります。保温効果やリラックス効果が期待できます。

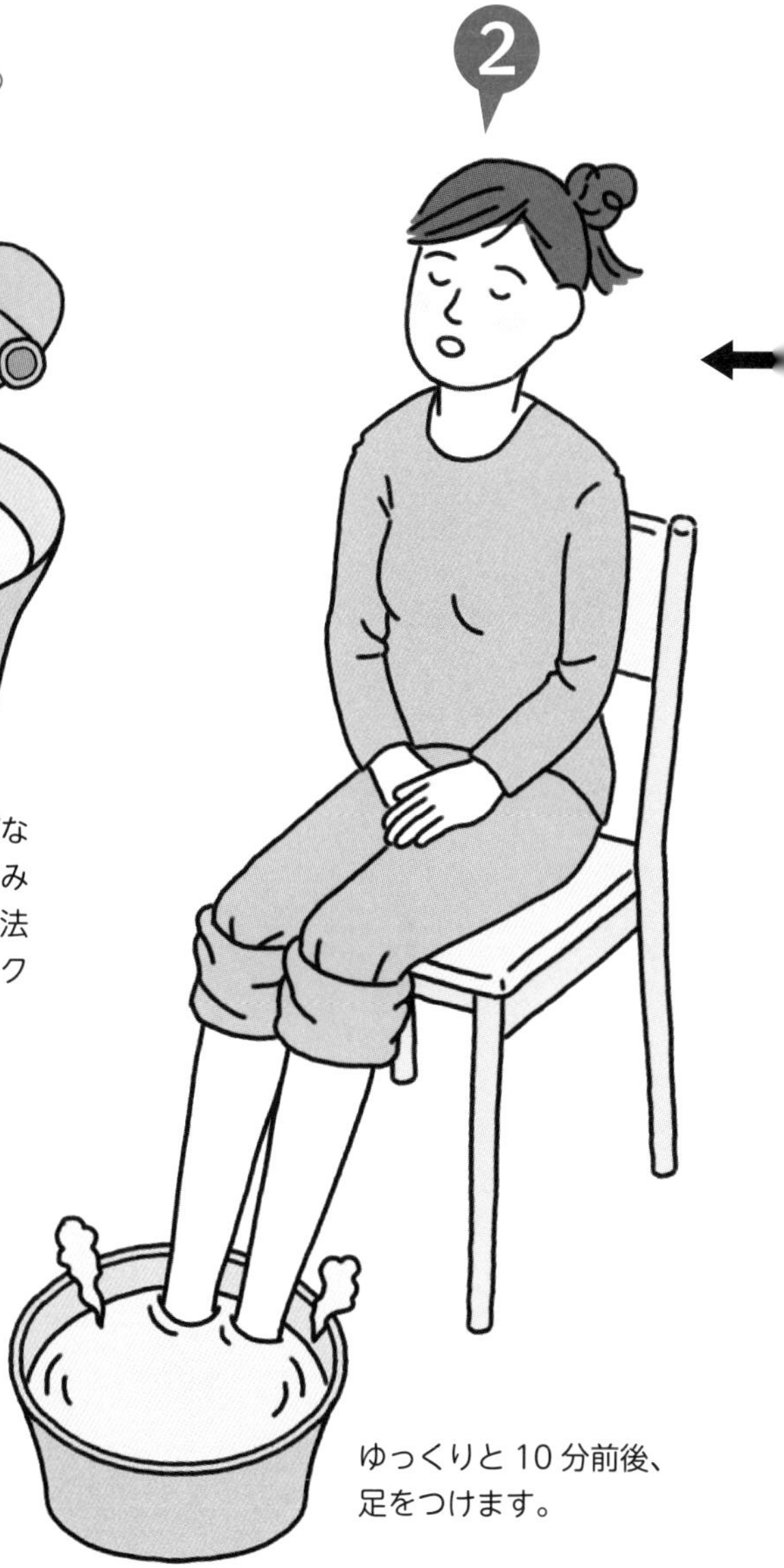

ゆっくりと 10 分前後、
足をつけます。

Point

体の力を抜き、リラックスしましょう。

のぼせやすい

原因

「のぼせ」は、上半身、特に顔や頭に血液が上り、カーッと熱くなるといった感覚のことをいいます。原因の1つは冷えからくる毛細血管の血行不良です。上半身に熱がこもり、下半身が冷え切った状態になることで起きます。もう1つの原因は自律神経の乱れ。交感神経の緊張状態が招く症状だといえるでしょう。

対処法

のぼせの症状は下半身に行くべき血液が上半身に溜まってしまうことが要因となります。それを緩和するためには全身の体内温度をできるだけ差がない状態にすることが効果的です。下半身を温めて体のバランスを調整します。そのためには腕を持ち上げるのが効果的です。

二の腕持ち上げ

腕をしばらく持ち上げて体を「頭寒足熱」の状態に近づけます。

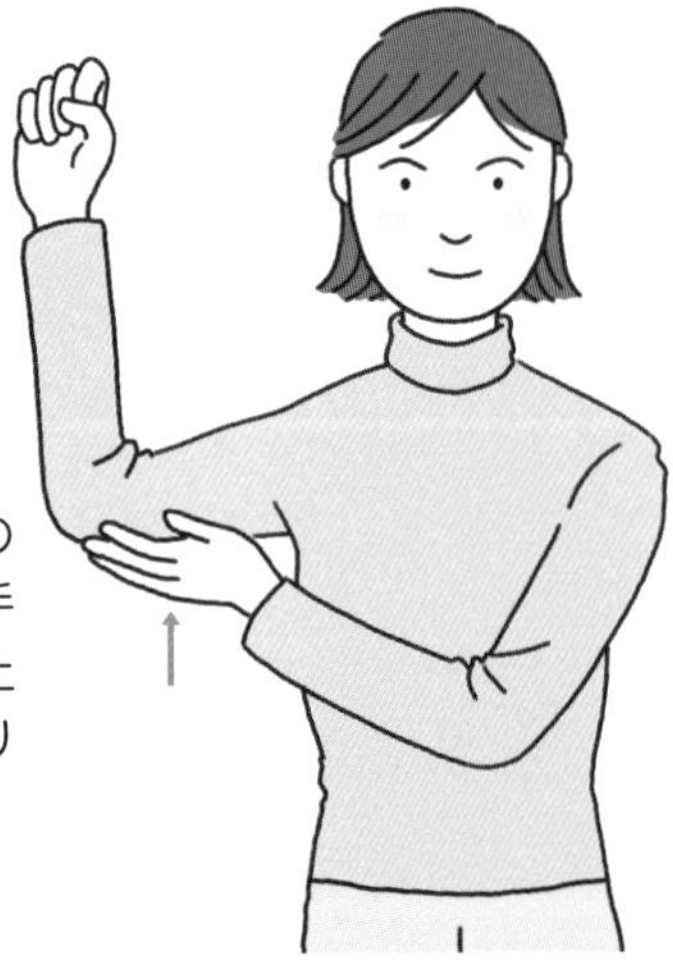

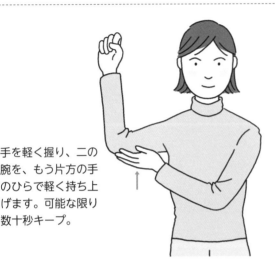

手を軽く握り、二の腕を、もう片方の手のひらで軽く持ち上げます。可能な限り数十秒キープ。

毎日のつらい症状を予防・改善！ハンドケア・フットケア

ひざの痛み

原因

私たちは歩くとき、ひざを曲げたり伸ばしたりします。このとき、すべての体重はひざの関節にかかります。その負担によって起きるのがひざの関節の痛みです。ひざの関節とそれを支える筋肉は、加齢によって衰えます。さらに、年齢を重ねるにつれ、ひざの軟骨もすり減ります。こうしたことが原因で、血流も悪くなり、ひざの痛みが起きるのです。

対処法

ひざの痛みの多くは、足の筋肉を鍛えることで改善します。とはいえ、痛みがあるときに無理に動かすのはつらいもの。特に階段を上るのがつらいとき、ちょっとしたコツを覚えておくと、ラクに上ることができます。

らくらく階段上り

ひざの関節が痛くてつらいとき、あまり負担をかけずに階段を上る２つの方法です。

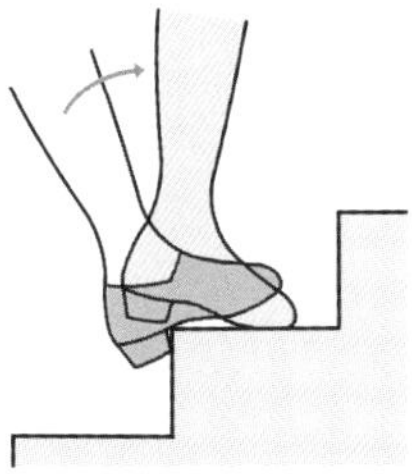

方法１
階段の角のへりに、土ふまずをかけて、バネのように軽く跳ね上がるようにします。

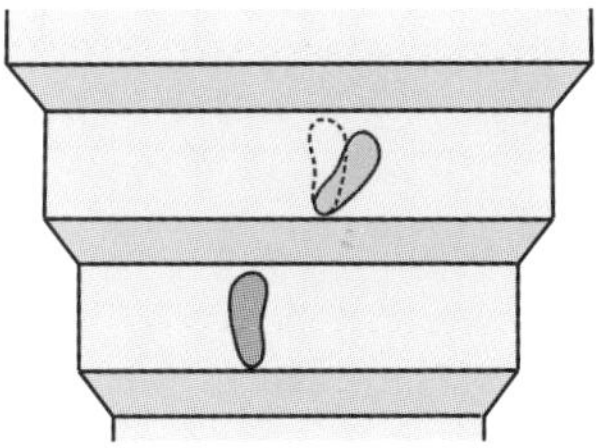

方法２
ひざの痛みが強いとき、痛い側の足のつま先を少し開き気味にして上ると、痛みが緩和されます。

腰の痛み

腰ゆすり・その1

腰をゆすることで血流を促し、痛みを緩和する方法です。

床や布団の上で仰向けに寝て、歩いているように腰をゆする。ゆったりした気持ちで行いましょう。

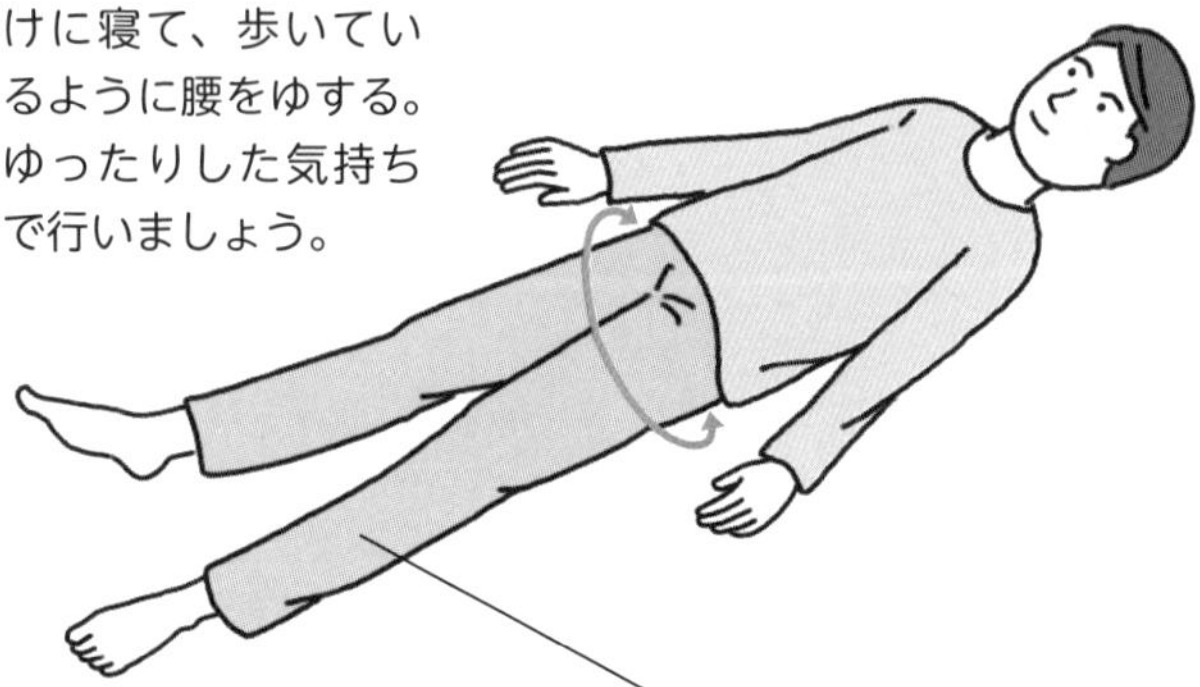

原因

同じ姿勢を長く続けたりして腰に負担がかかると腰の筋肉に疲労物質が溜まります。この疲労物質を取り除こうと血液が流れ込むことで起きる痛みや炎症が腰痛です。不自然な姿勢で腰の骨が圧迫されて体がゆがみ、毛細血管の血流が滞ることが腰痛を誘発します。

対処法

腰痛予防にはよい姿勢を保つことが一番です。腰痛の改善には血流をよくすることが効果的。そのために仰向けで寝たままできるケアがあります。1つは14ページで紹介している「足の上下運動」です。ここではさらに2つ紹介しましょう。3つの方法を試していただき、より自分に合っているものを日常に取り入れましょう。

腰ゆすり・その２

赤ちゃんがいやいやをしているような動きを行い、全身の血流を促し、腰の痛みを緩和させる方法です。

ひじやひざは無理のない形で

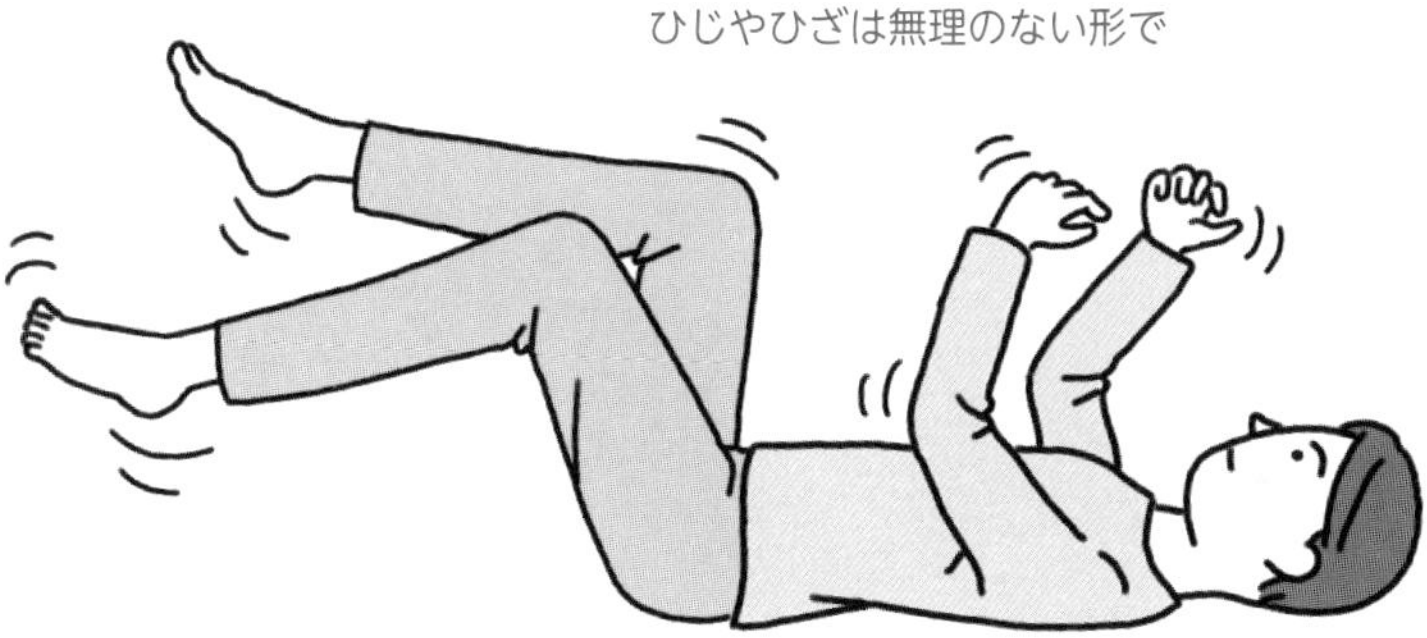

仰向けのまま手足を上に上げ、ひざとひじを曲げて腰を軽くゆすります。

Advice!

腰の痛みや違和感に効く「腰腿点《ようたいてん》」

「腰腿点」は左右の手の甲に２つずつあります。簡単に押さえられるので、腰に違和感を覚えたときに押さえるとよいでしょう。

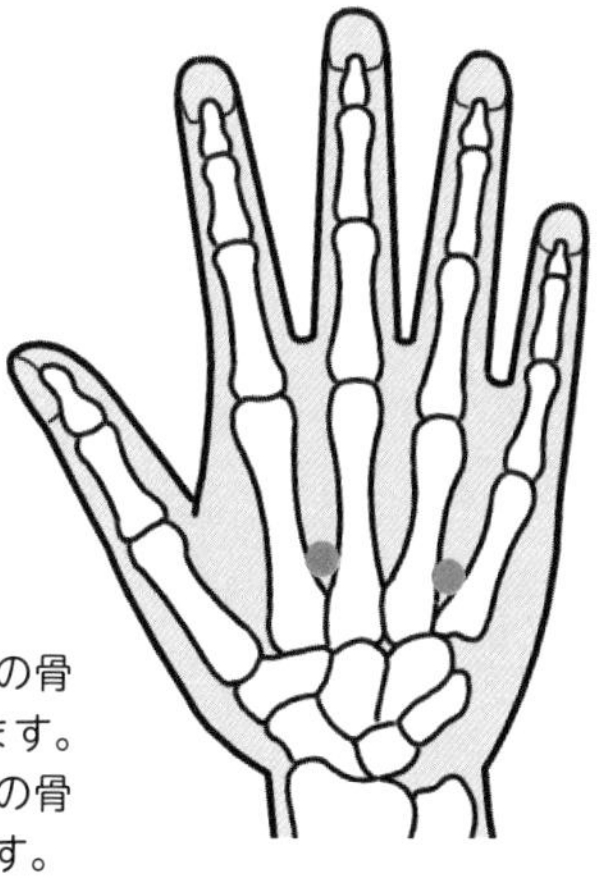

腰腿点
１つは人差し指と中指の骨の間のくぼみにあります。もう１つは薬指と小指の骨の間のくぼみにあります。

毎日のつらい症状を予防・改善！
ハンドケア・フットケア

関節痛

タオルでひざ関節ケア

タオルを使って、ひざの関節痛を緩和させる方法です。イスに座って行う方法と、仰向けになって行う方法があります。

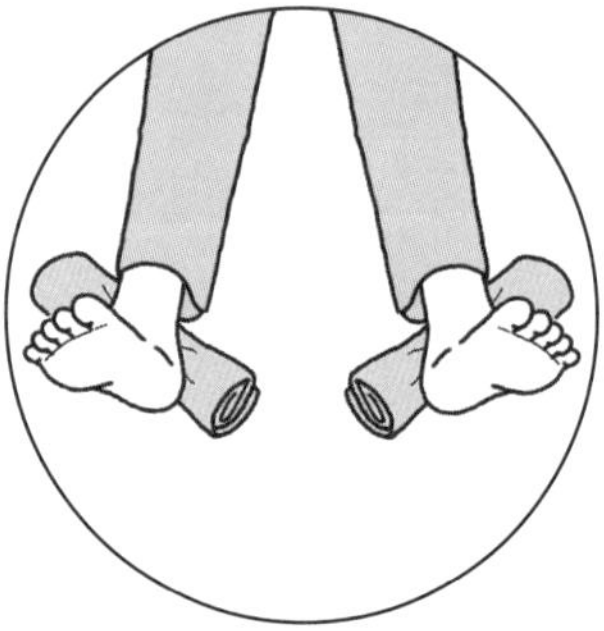

フェイスタオルを丸めて足首の下に入れ、仰向けに寝ます。

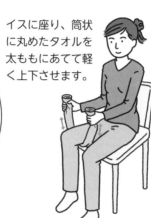

イスに座り、筒状に丸めたタオルを太ももにあてて軽く上下させます。

原因

人間は加齢とともに筋肉が衰えます。手足に強い力がかかったとき、その負担を筋肉が支えきれなくなり、関節に痛みや炎症を起こします。これが関節痛です。また、加齢によって軟骨がすり減ることや、衰えた筋肉のなかの血流が滞ることも関節痛の要因になります。

対処法

関節痛の緩和には、血流の改善が最も効果的です。そのために、タオルを使ったケアがおすすめです。ひざの関節痛には、イスに座ったままできる方法があります。また、腕や腰の関節痛には寝て行う方法があります。ただし、いずれも、痛みが強いときに無理に行うのは禁物。心地よいと感じるぐらいが効果的です。

タオルで腕関節ケア

筒状にしたバスタオルを使い、腕の関節痛を緩和させる方法です。

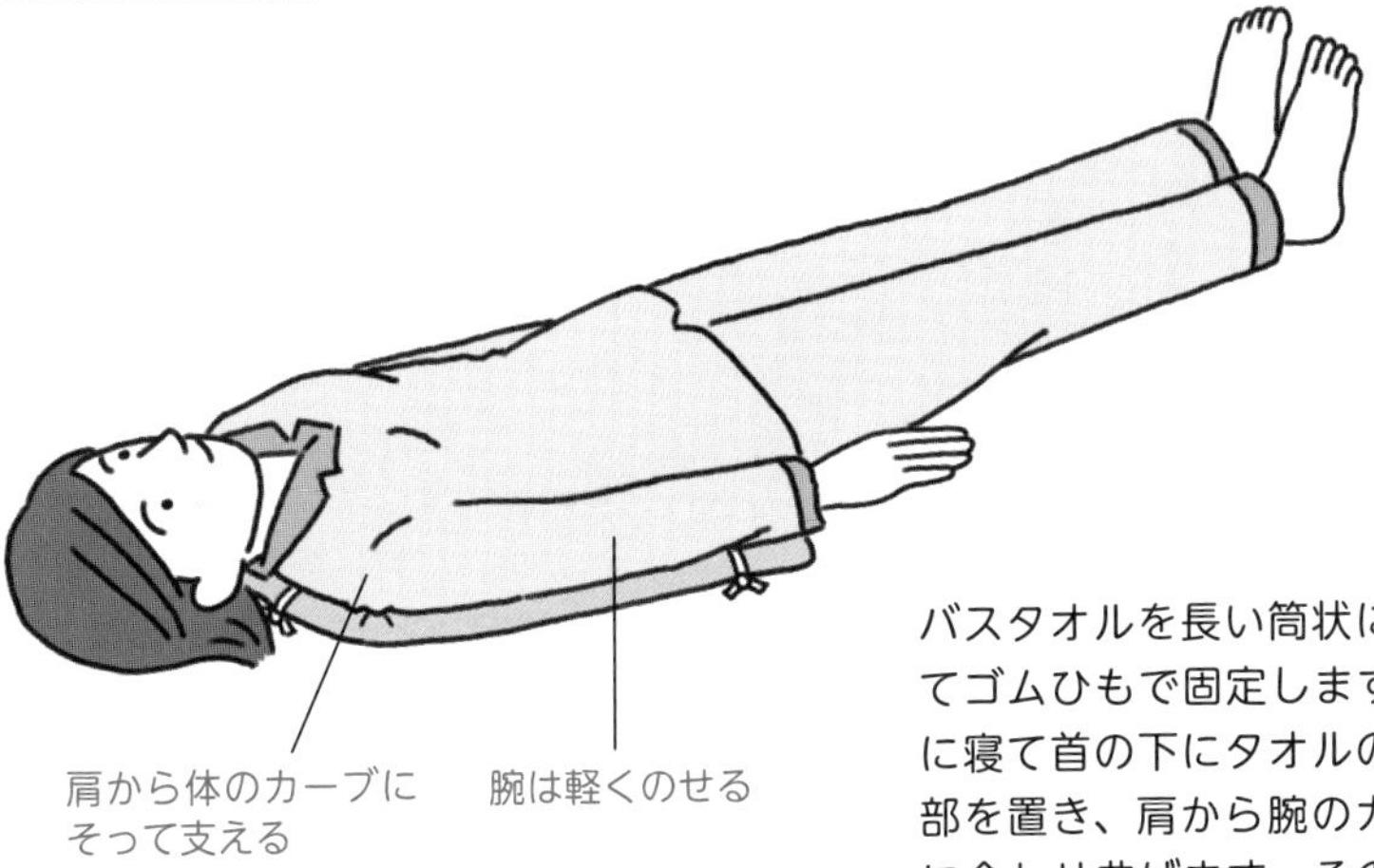
肩から体のカーブに
そって支える
腕は軽くのせる

バスタオルを長い筒状に丸めてゴムひもで固定します。床に寝て首の下にタオルの中央部を置き、肩から腕のカーブに合わせ曲げます。その上に肩と腕を置きます。

タオルで腰関節ケア

筒状にしたスポーツタオルを使って、腰の関節痛を緩和させる方法です。

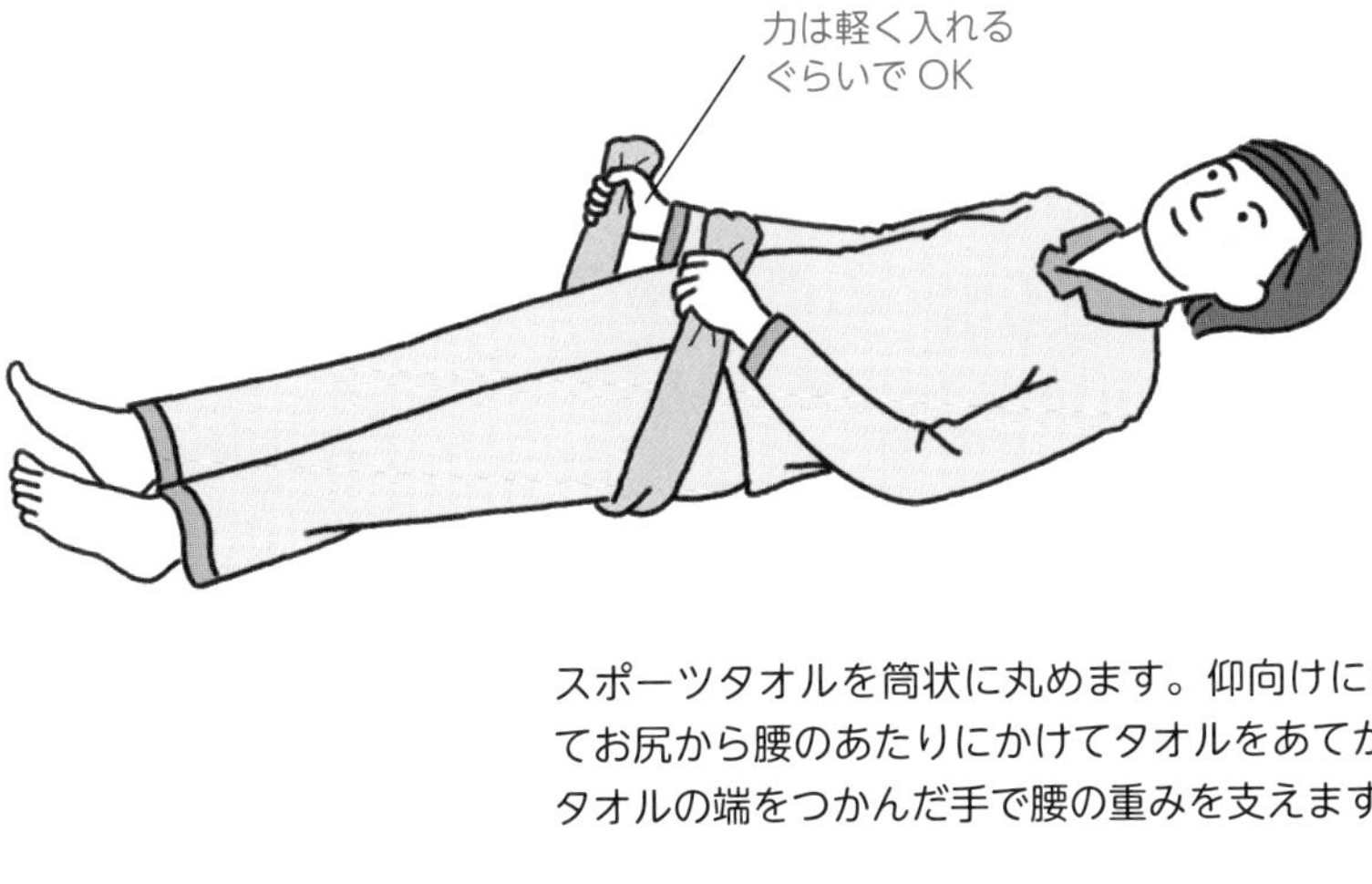
力は軽く入れる
ぐらいでOK

スポーツタオルを筒状に丸めます。仰向けになってお尻から腰のあたりにかけてタオルをあてがい、タオルの端をつかんだ手で腰の重みを支えます。

Column

全身の血めぐりを促進！

不調知らずの昼の生活習慣

日中は体もオンの状態になり、体温が上がりやすい時間帯ですが、屋内外の気温差に気をつけて体温をキープしましょう。適度に体を動かしたり、こまめにほぐしてリラックスすることで、毛細血管も鍛えられ、疲れにくくなります。

湯たんぽや使い捨てカイロを活用

日中の温めグッズとして、ぜひ使って欲しいのが湯たんぽです。昔ながらの湯たんぽは、今日でも、ほかの暖房器具をしのぐ最強の温めグッズ。一般的には、就寝時に使うイメージが強いかもしれませんが、体を効果的に温められるので、日中こそ活用して欲しいグッズです。

たとえば、デスクワークなどのときに太ももにのせておくだけで全身がポカポカになります。

また、使い捨てカイロも便利です。湯たんぽよりも気軽に使えて、体をピンポイントで温められるメリットがあり、冬のアウトドアに限らず、1年を通して活用できます。

夏場の冷房は血流悪化の要因に

近年、日本の夏は猛暑が厳しいので、エアコンがよく効いた場所が快適に感じるかもしれませんが、冷房は体を冷やしてしまう原因になります。また、屋内外の極端な温度差も、体に大きな負担をかけます。ですから、冷房をする際は、設定温度を下げすぎないことが第一。外出先でエアコンが効きすぎている場合の対策として、羽織れるものを1枚持参するなど、夏場も冷え対策を欠かさ

働きながら湯たんぽ&カイロ

デスクワークのときなどに、小さめの湯たんぽを使ってしっかり体の深部まで温めましょう。お腹→腰→太ももと、湯たんぽを移していくと、効率よく温められます。

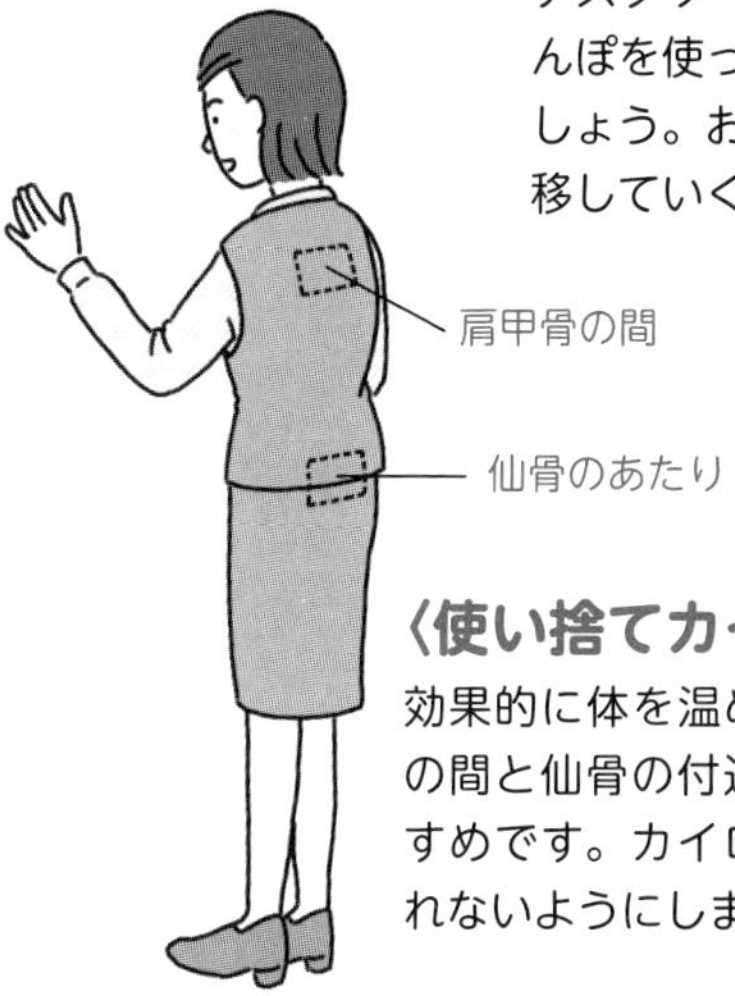

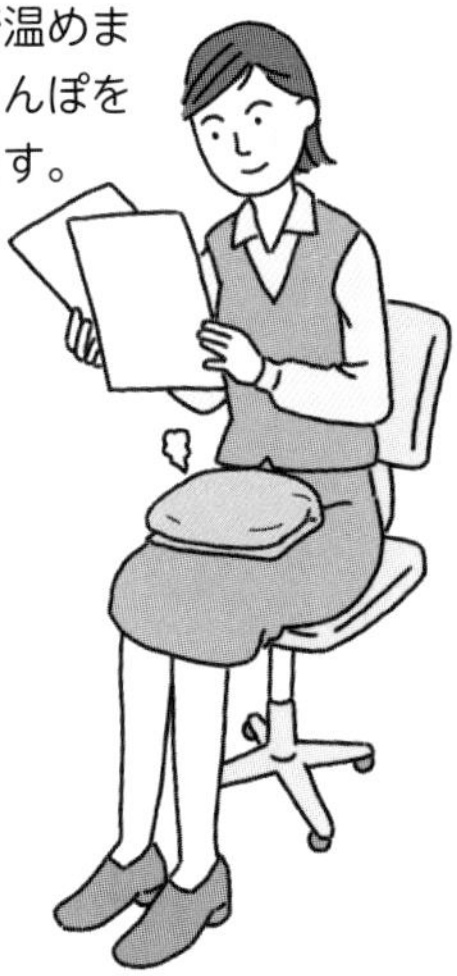

〈使い捨てカイロも便利〉

効果的に体を温めるには、肩甲骨の間と仙骨の付近に貼るのがおすすめです。カイロは、直接肌にふれないようにしましょう。

ないようにしましょう。

下半身を動かして「発熱体質」に

現代人の血流の滞りの原因は、運動不足も大きな要因です。筋肉は人間の体温の約3割を生み出している発熱器官で、運動量が少ないと筋肉が衰えて、熱の産生も低下してしまいます。

手軽にできる運動として取り入れたいのが、通勤や通学などを兼ねて歩くこと。人間の筋肉の約3分の2は、下半身に集まっています。歩くと下半身の筋肉を使うので熱の産生がアップします。また、基礎代謝が上がって体が温まり、血流もよくなれば、下半身のむくみが改善するなど、美容と健康の両面で大きなメリットがあります。

まずは1日10分、1駅分を歩くことを目標にするとよいでしょう。また、エスカレーターの代わりに階段を使うなど、日頃から下半身を動かすように意識しましょう。

Column

長時間座ったら体ほぐしを

日中、デスクワークがメインの人などは、座りっぱなしになりがちですが、同じ姿勢で長時間過ごすのは血流によくありません。

そこで、座ったままできる体操を紹介しましょう。下半身の血流を促す「足首の運動」と、上半身のこわばりをほぐす「胸を開く運動」です。いずれも疲れをリセットする効果がありますので、ちょうどいい気分転換にもなります。

また、座っているときの姿勢を正して血流を促進するためには、96ページで紹介した「三角タオル」を使った座り方もおすすめ。肩こりや腰痛対策としても有効です。

そのほか、こまめに席を立つことも大切です。トイレに立ったときなどに、ついでに背伸びをしたり、つま先立ちをしたり、積極的に体をほぐすことも試してみてください。8ページで紹介した指先マッサージ「ほおずきもみ」もおすすめです。毛細血管が張りめぐらされている指先の血流をよくすることで、全身の血流が改善。どこでも簡単にリフレッシュもできます。

効率的な筋トレで熱を生む体に

人間の熱産生のおよそ7割は基礎代謝が占めていて、そのうちの約4割は筋肉が担っています。つまり、より熱を生み出すには筋肉量を増やすのが近道です。

筋肉量は加齢とともに減少しやすくなり、比例して熱をつくる力も弱まってしまいます。ですから、年齢を重ねるほど、意識的に筋肉を増やす必要性は高まります。特に女性の場合、男性よりももともと筋肉量が少ないので、健康のために、筋肉の維持、筋肉増加のために筋トレを取り入れるのが理想です。

熱を生み出すことを目的とする筋トレなら、大

下半身の血流改善運動

〈胸を開く運動〉

①両ひじを 90 度に曲げます。
②この姿勢のまま胸をはると同時に、肩を開いて左右の肩甲骨をできるだけ近づけて、10 秒キープ。
③もとの姿勢に戻ります。②③をできる範囲で繰り返します。

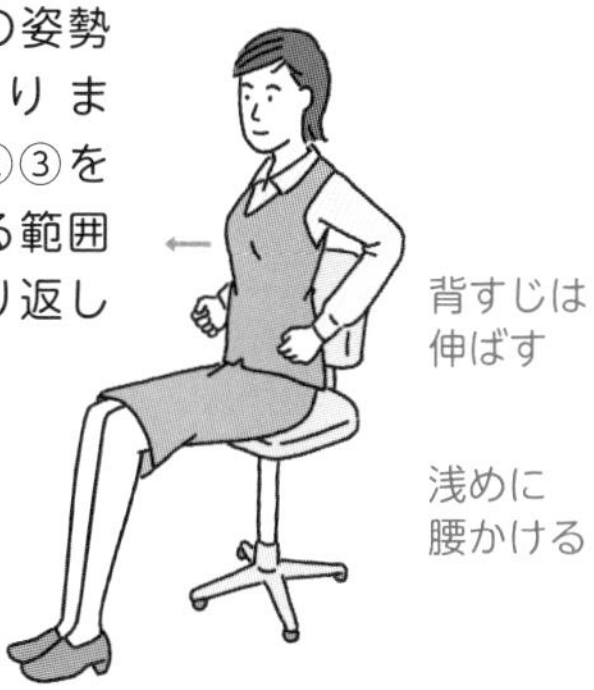

〈足首の運動〉

①片足を、ひざを曲げずに床と水平になるまで上げます。
②ふくらはぎやひざ裏が伸びるのを意識しながら、つま先を立てて、15 秒キープ。
③足の甲やすねが伸びるのを意識しながら、つま先を伸ばし、15 秒キープ。②③をできる範囲で繰り返します。

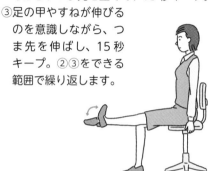

きな筋肉を鍛えるのが効率的。具体的には、太もも、二の腕、お腹、お尻を鍛えるとよいでしょう。スクワットや腹筋運動、腕立て伏せ、背筋運動、もも上げなど、道具なしで鍛えることも可能です。もちろん、ジムなどで専門のトレーナーの指導を受けるのもよいでしょう。いずれにせよ、三日坊主にならずに、継続することが肝要です。

暮らしのなかでも運動量を増やせる

「忙しくて運動する時間がつくれない」という声もしばしば聞きますが、生活のなかでも運動不足は充分解消できます。家事で例を挙げると、洗濯物を干すときは、しゃがんでカゴから1枚ずつ洗濯物を取り出して、スクワットのような動きを繰り返すのもよいでしょう。

ちょっとした工夫で運動量は増やせますし、適度に体を動かして、血流をよくしたほうが、1日の疲れは溜まりません。

ほおのたるみ

あごの持ち上げ

あごの下を持ち上げることで血流を促し、たるみを改善する方法です。

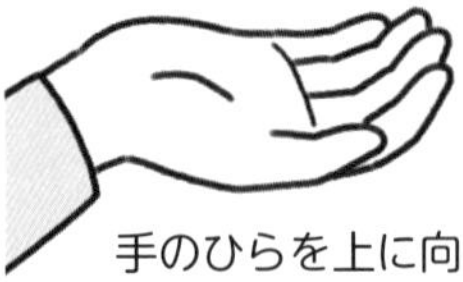

1 手のひらを上に向けます。

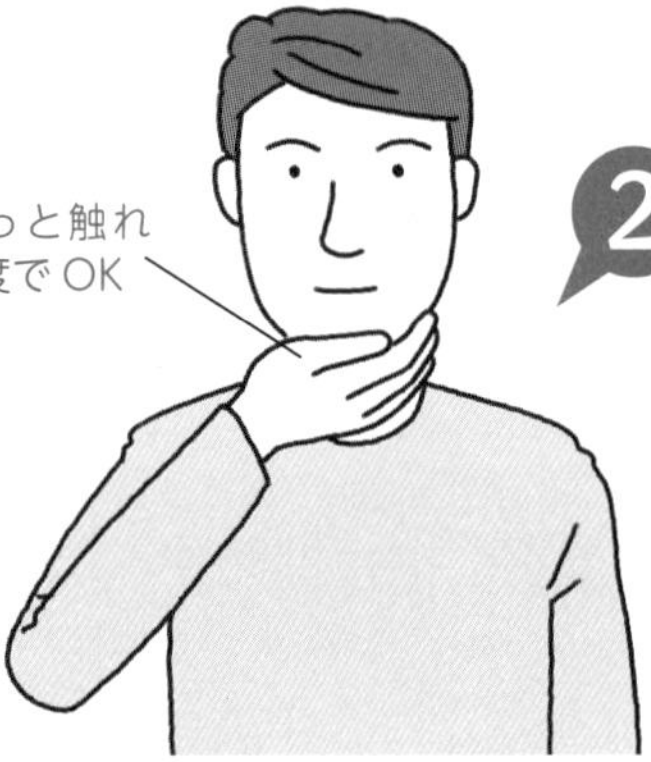

2 あごの下に手をあてて、軽く持ち上げます。

原因

年齢を重ねるにつれ、皮膚や筋肉は衰え、真皮層のコラーゲンや弾力繊維が減少します。そこに重力がかかり皮膚は垂れ下がってきます。さらに、加齢とともに体内の水分も失われますから肌は乾燥しがちに。新陳代謝が落ちて古いコラーゲンが残り、弾力性が失われます。これらがほおのたるみの原因となります。

対処法

肌に潤いを取り戻すには、表面だけのケアでは限界があります。皮下の毛細血管の血流を促し、新陳代謝を活性化することでコラーゲンの生成は自ずと促されます。皮膚細胞を傷つける紫外線や乾燥を避け、マッサージなどで血液循環を促しましょう。

顔包み

両手で顔全体を軽く覆う方法です。顔に温度を与えることで血流を促します。

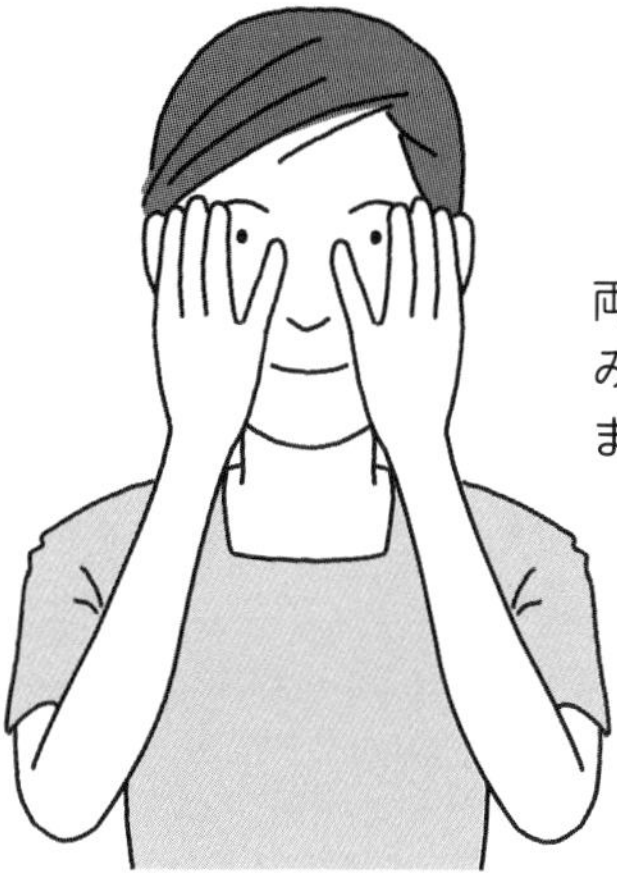

両手を顔にあて、全体を包み込むようにします。そのまま数秒キープしましょう。

顔のラインマッサージ

あごから耳の付け根にかけてのフェイスラインをマッサージすることで、血流を促す方法です。

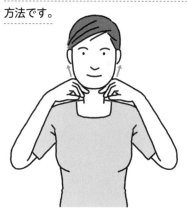

人差し指をあごの真ん中にあてます。Ａのラインに沿って人差し指を耳の付け根までやさしく動かします。その後、ＢとＣも同じように行います。

あごの下には、このような３本のラインがあります。

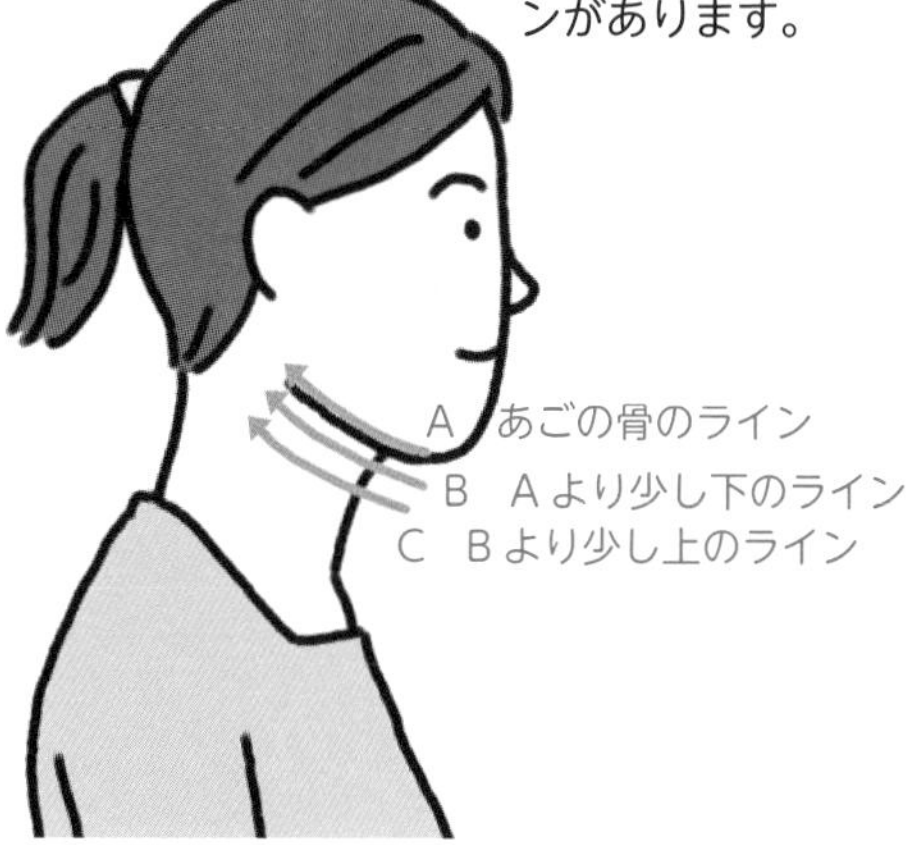
A　あごの骨のライン
B　Aより少し下のライン
C　Bより少し上のライン

人にいえない悩みにも効く！
ハンドケア・フットケア

シミ・シワ・肌荒れ

頭頂部マッサージ

毛穴が密集している頭頂部をマッサージすることによって、毛穴の角栓をぬぐい、シミ・そばかすを予防します。

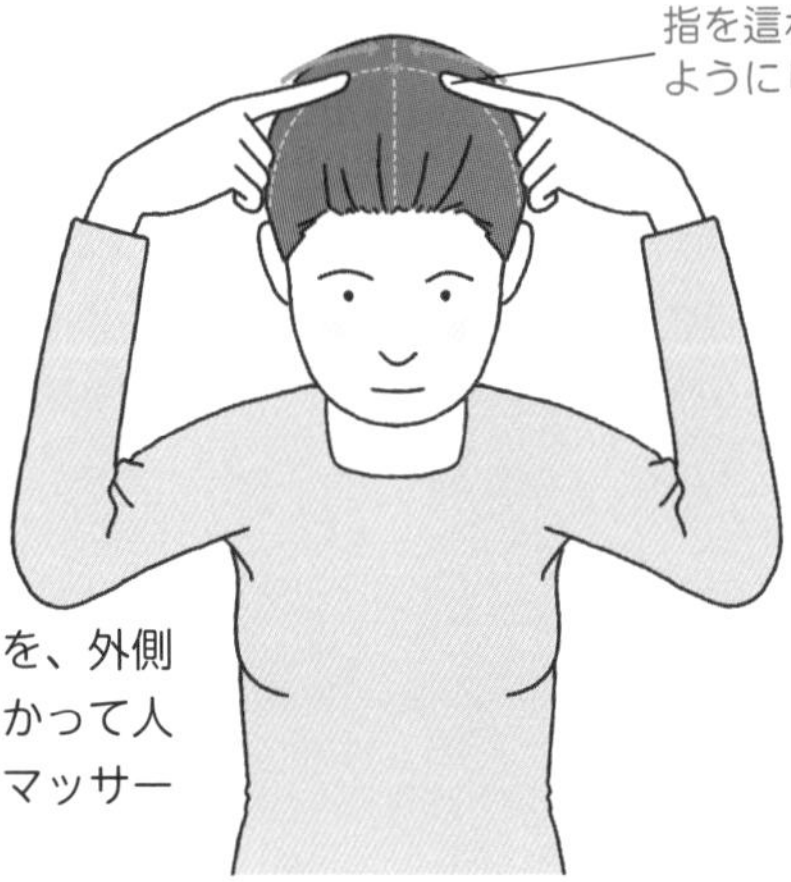

頭頂部の左右を、外側から内側に向かって人差し指で軽くマッサージします。

原因

シミの原因の1つは毛穴に溜まった角栓。体内からの分泌物が酸化したものや洗顔時に残った石鹸《せっけん》成分などが角栓として毛穴に溜まり、シミの原因になります。そのほか、紫外線や乾燥によるメラニン色素の沈着も原因です。いっぽう、シワは筋肉が衰えることで毛細血管の力も衰え、新陳代謝が落ちることが原因です。

対処法

シミもシワも、血流をよくして新陳代謝を活発にすることで改善されます。特にシワが目立つのは首すじです。指でさすったりマッサージをしたりすると次第にシミは薄くなり、シワも目立たなくなるでしょう。あごのラインを引き上げるのも首のシワ取りに効果があります。

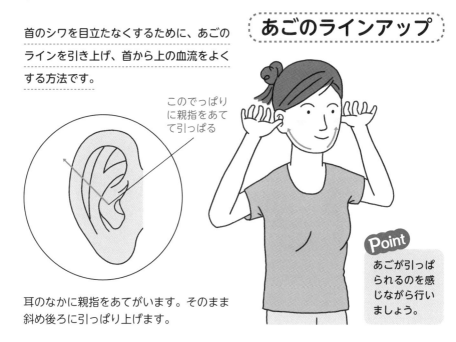

あごのラインアップ

首のシワを目立たなくするために、あごのラインを引き上げ、首から上の血流をよくする方法です。

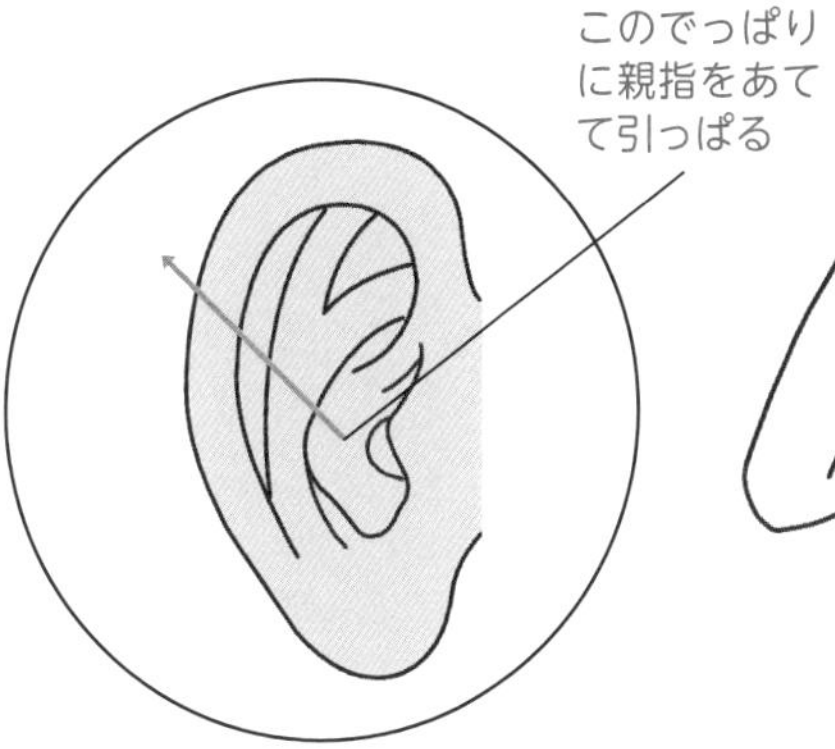

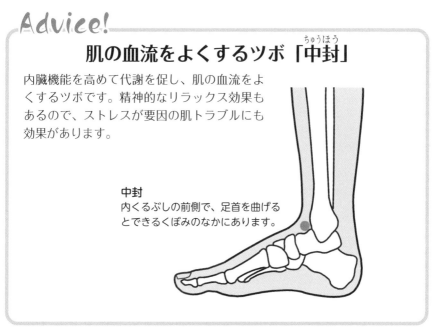

耳のなかに親指をあてがいます。そのまま斜め後ろに引っぱり上げます。

Point
あごが引っぱられるのを感じながら行いましょう。

Advice!

肌の血流をよくするツボ「中封《ちゅうほう》」

内臓機能を高めて代謝を促し、肌の血流をよくするツボです。精神的なリラックス効果もあるので、ストレスが要因の肌トラブルにも効果があります。

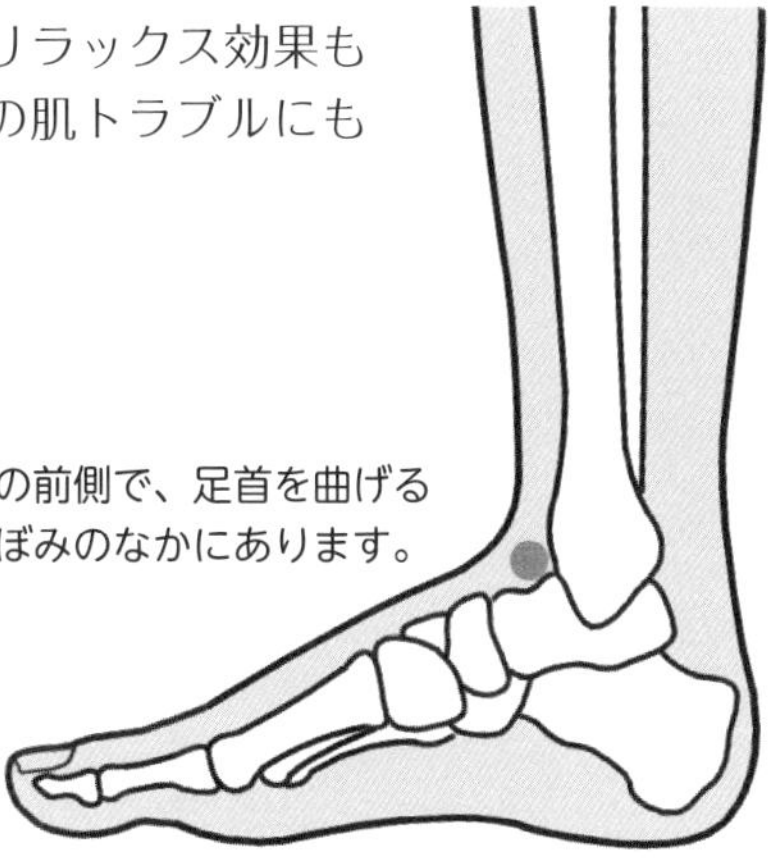

中封
内くるぶしの前側で、足首を曲げるとできるくぼみのなかにあります。

生理不順・生理痛

腹巻き

腹巻きで、お腹と背中を温めましょう。1枚でも驚くほど温かくなります。

お腹と背中を同時に温めてくれる腹巻きは、冷え解消の強い味方。冬だけでなく、冷房で冷える夏も着用するとよいでしょう。

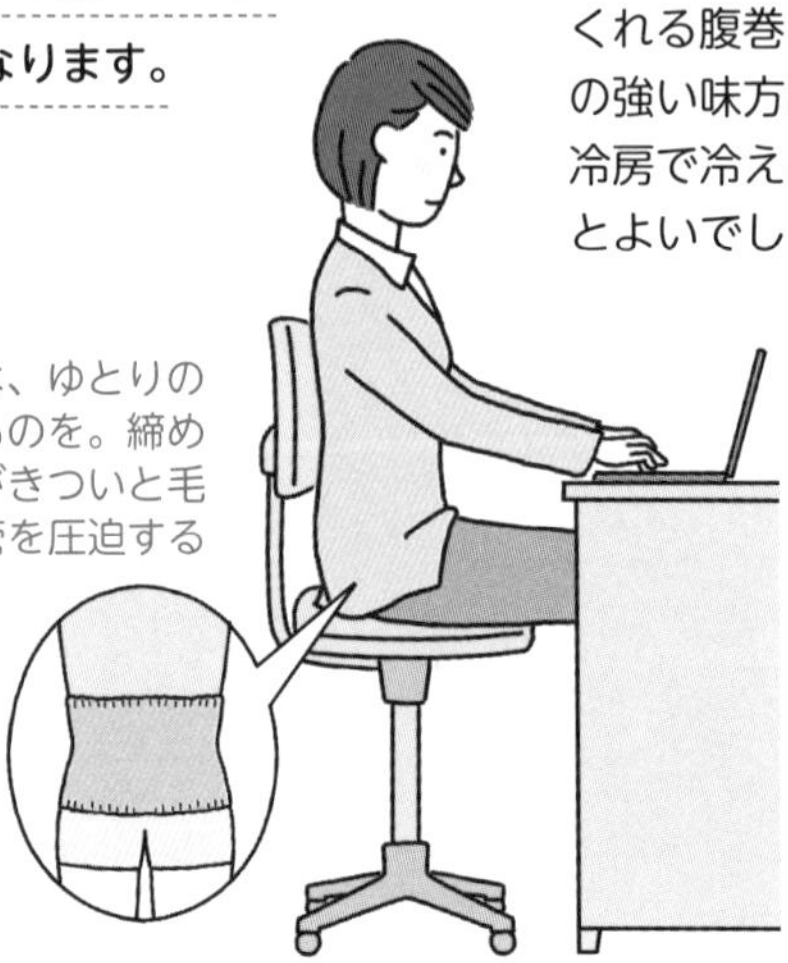

腹巻は、ゆとりのあるものを。締めつけがきついと毛細血管を圧迫する

原因

生理にかかわるトラブルの多くは、ホルモンのバランスの崩れのほか、腰から下が冷えて、毛細血管の血流が悪くなっていることが原因です。特に生理痛は冷えてかたくなった子宮筋が強く収縮するために生じる痛みとも考えられます。体を締めつける下着が血流の妨げになって、症状を悪化させることもあります。

対処法

生理に関するトラブルや痛み、つらい症状を緩和するためには、とにかく体を温めることが大切です。特に下半身のお腹や腰、太もものあたりを、ひざ掛けや腹巻きなどを使って、保温効果を高めましょう。足首や足の先端まで、徹底的に温めることがポイントです。

ひざ掛けの工夫

ひざにのせるだけではなく、足元まですっぽりと覆い、足先まで温める方法です。

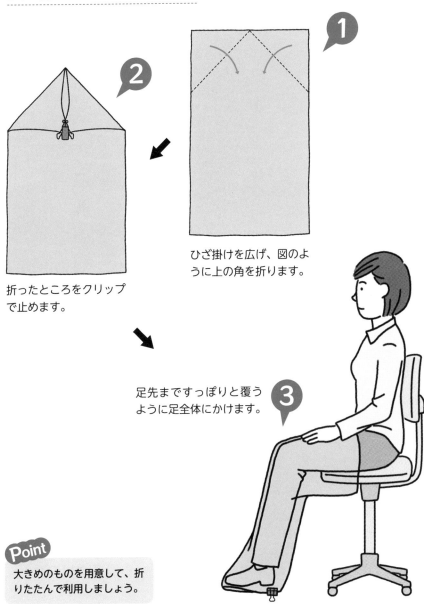

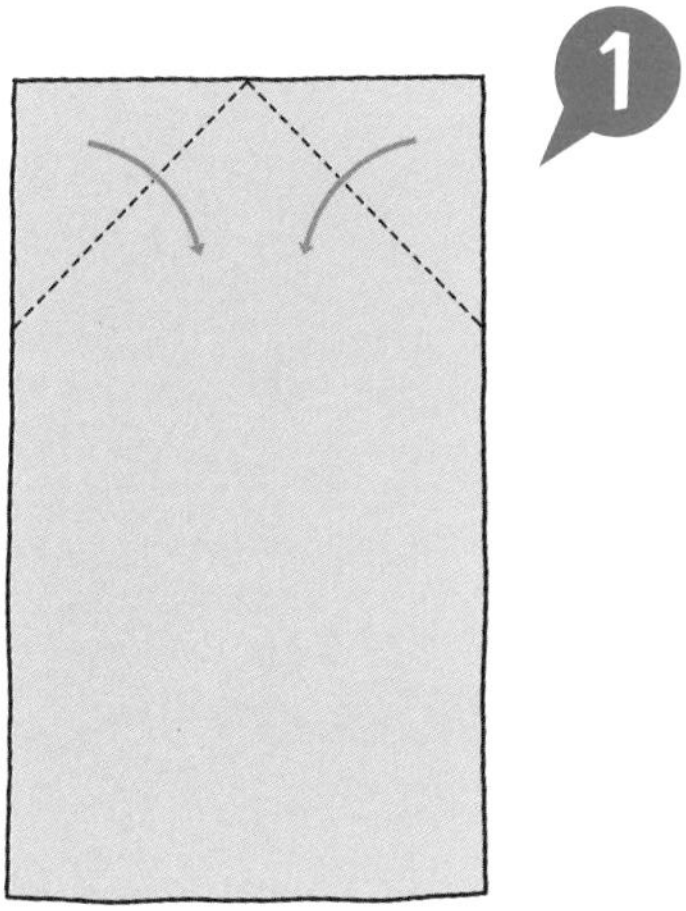

ひざ掛けを広げ、図のように上の角を折ります。

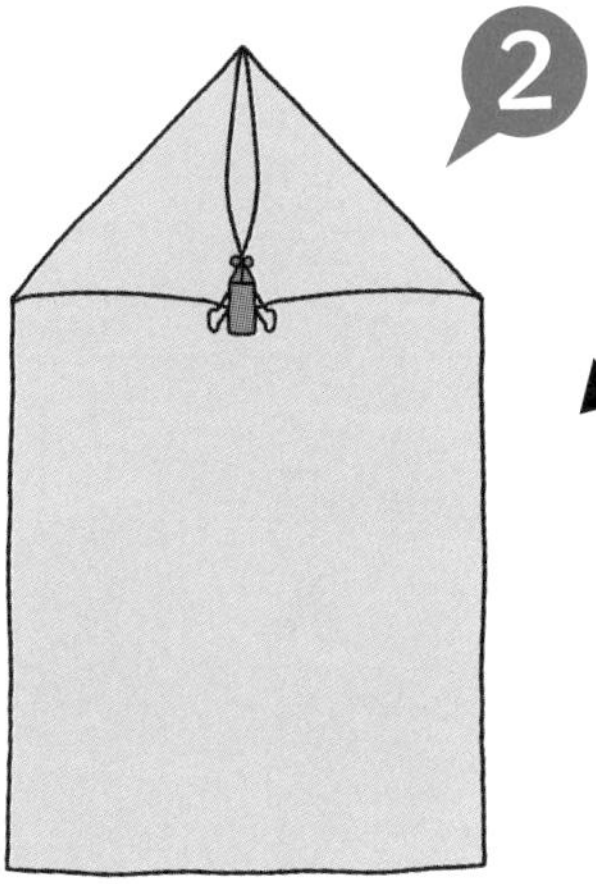

折ったところをクリップで止めます。

足先まですっぽりと覆うように足全体にかけます。

Point

大きめのものを用意して、折りたたんで利用しましょう。

頻尿・膀胱炎

原因

夜中に何度もトイレで目が覚めたり、残尿感があったりするのはつらいもの。頻尿《ひんにょう》は加齢によっても起きますが、膀胱《ぼうこう》に細菌が入って炎症を起こす膀胱炎によっても起きることがあります。そのほか、頻尿の症状は下半身が弱くなっていることや、冷えが原因となっているケースも多く見られます。

対処法

お腹の筋肉を引き締めることで、下半身の筋肉が鍛えられ、その結果、頻尿の原因となっていた血行不良を改善させることができます。また、排尿時に手のひらでお腹を少しだけ持ち上げるようにするとよいでしょう。すっきり排尿できるようになります。

下腹部持ち上げ

トイレのとき、お腹を持ち上げることで、排尿を促す方法です。

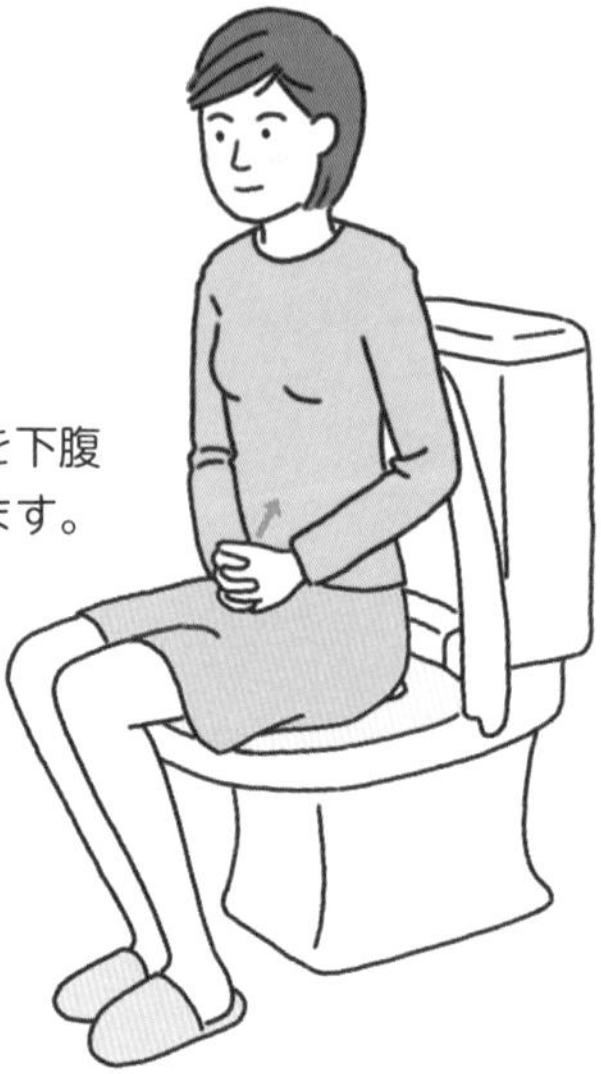

排尿時、両方の手のひらを下腹部にあてて軽く持ち上げます。

腹筋運動

腹筋を鍛えて体の熱産生を高め、血行不良を改善し､頻尿を緩和します。

1

仰向けに寝て、
ひざを立てます。

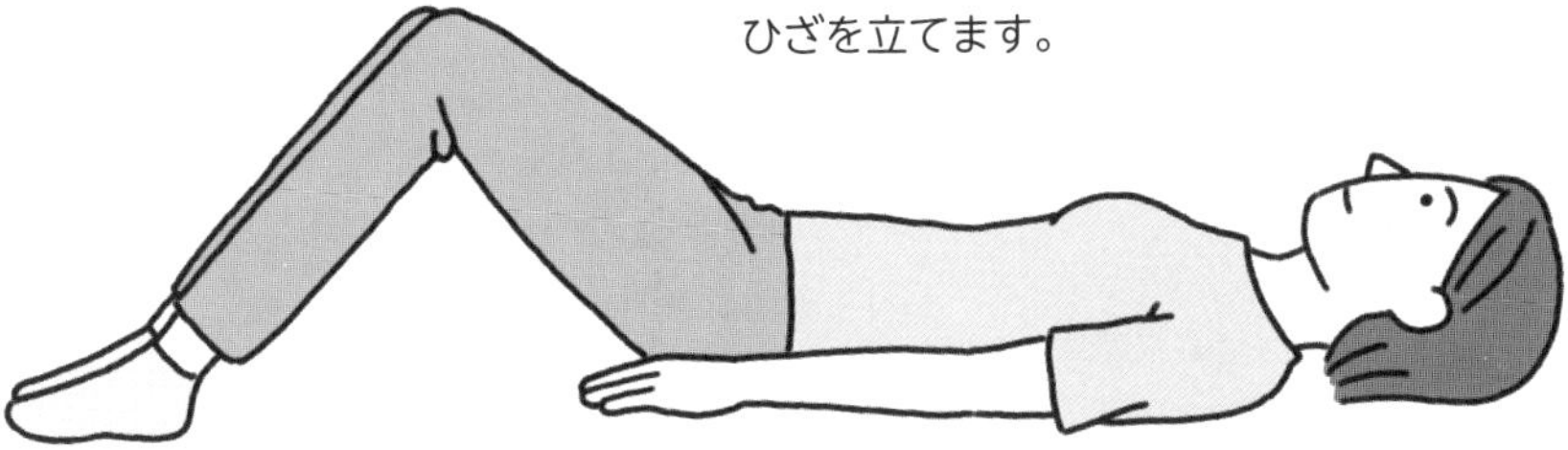

2

ゆっくりと背中を起こしながら手をひざのほうに伸ばします。それからゆっくり元に戻ります。1と2を10回ほど繰り返します。

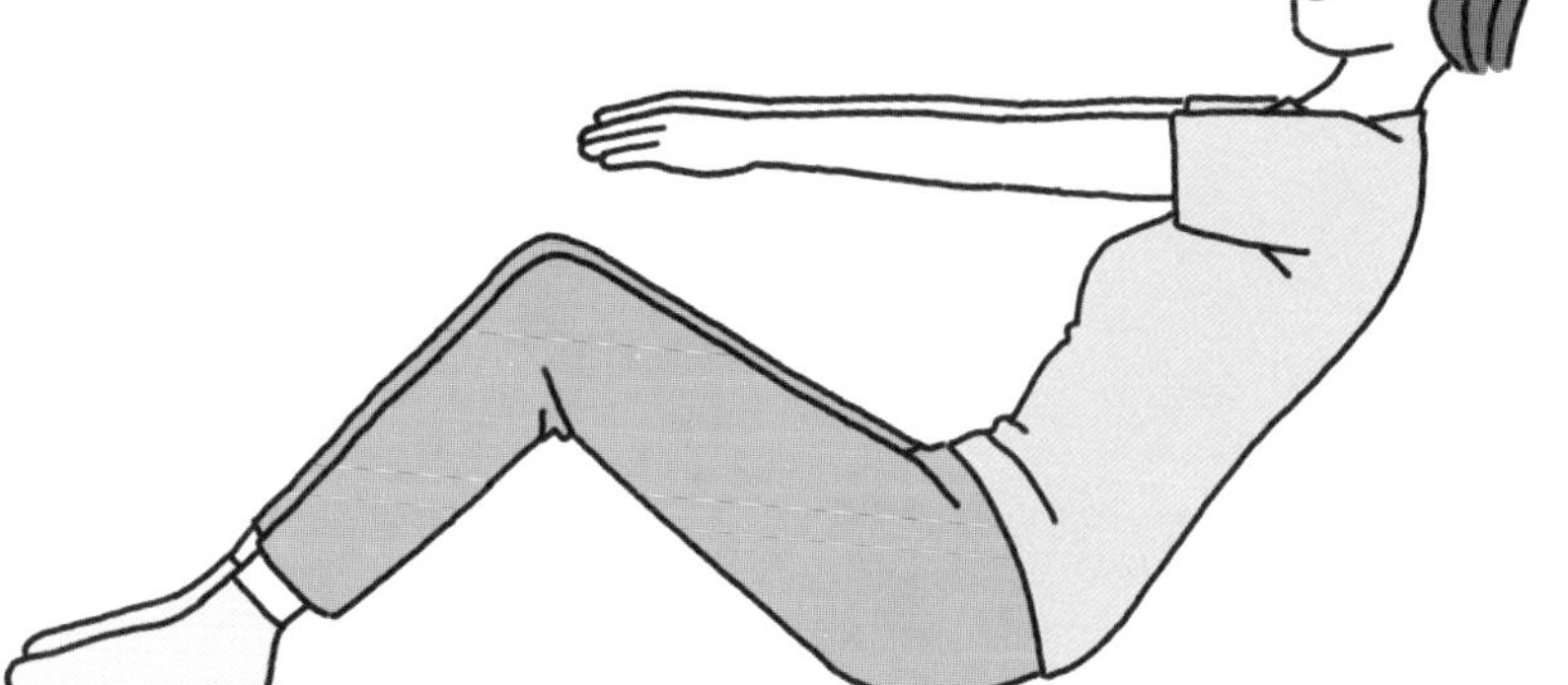

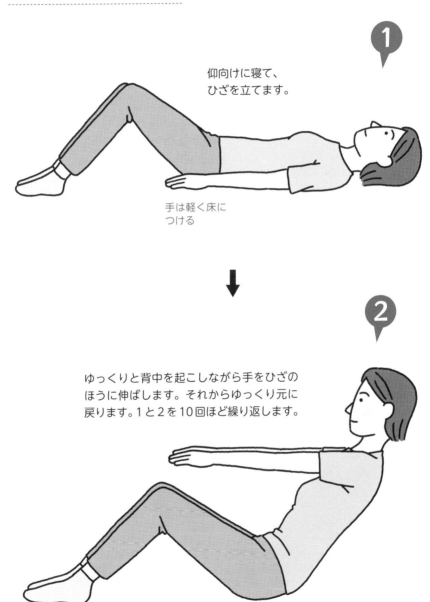

便秘

お尻の左右広げ

手のひらでお尻を少し持ち上げ、左右に広げます。滞りがちなお尻の血流を促します。

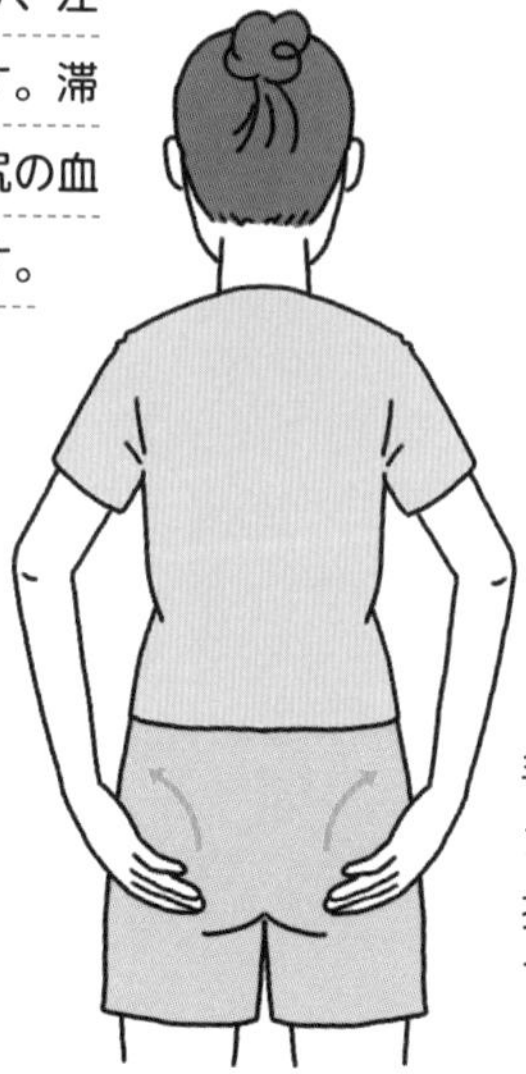

手のひらをお尻にあてます。それからお尻を持ち上げるようにして、左右に広げます。

原因

大腸や肛門に何らかの異常がある場合や、消化不良によって便秘は起こります。そのほか、大腸の働きの低下やストレス、生理不順などが原因となっていることも多くみられます。こうした症状の大元は内臓の毛細血管の衰えで、腸管の血流が悪くなり、胃腸の働きが低下してしまうことが要因となります。

対処法

内臓付近を温めることで便秘の症状を改善させることができます。特に下半身をしっかり温めましょう。それだけでも気分はよくなるはずです。そのほか、お尻の回りをマッサージしたり、朝、起きたときに足上げの運動をすることも便秘解消に効果的です。

足上げでお腹温め

足を上げ下げすることで、下腹部の血流を促せば、お腹が温まります。

1

仰向けに寝て、足をゆっくり上げていきます。

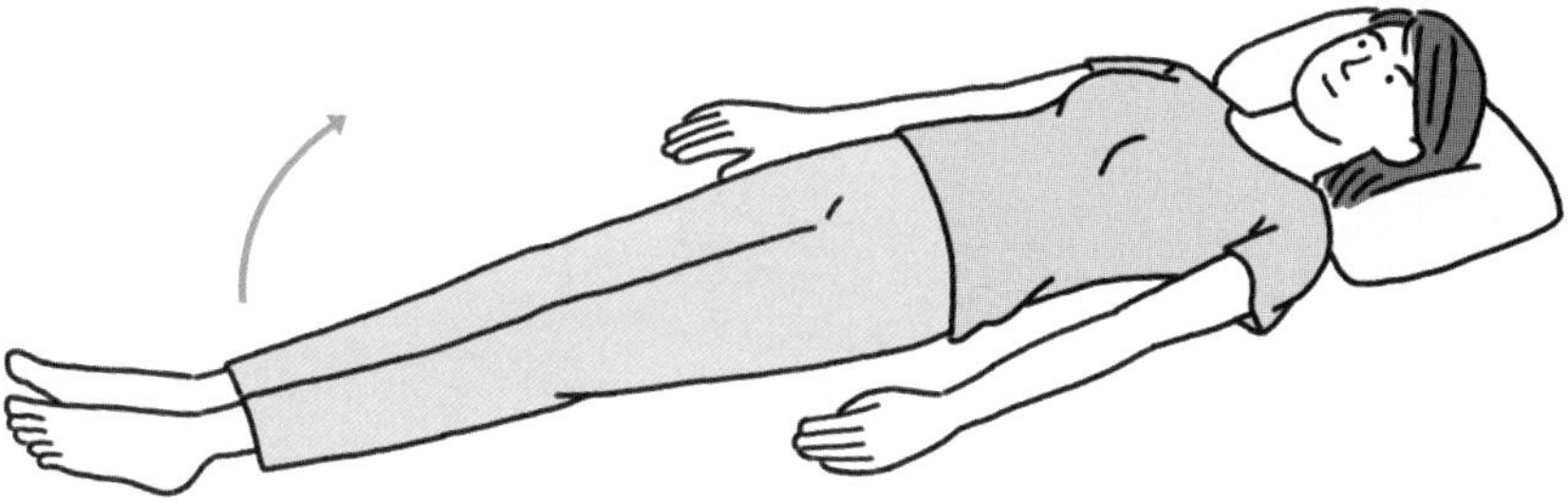

↓

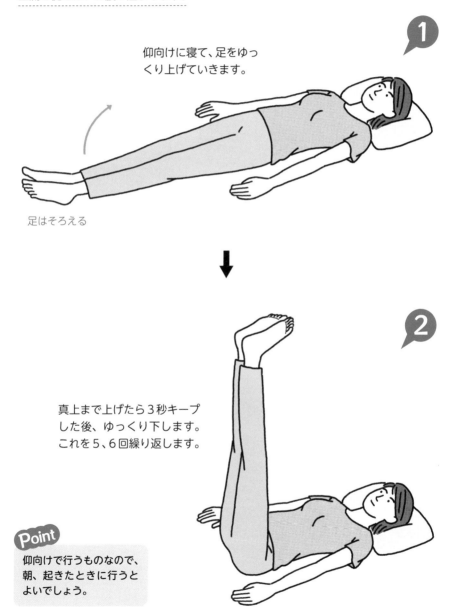

2

真上まで上げたら３秒キープした後、ゆっくり下します。これを５、６回繰り返します。

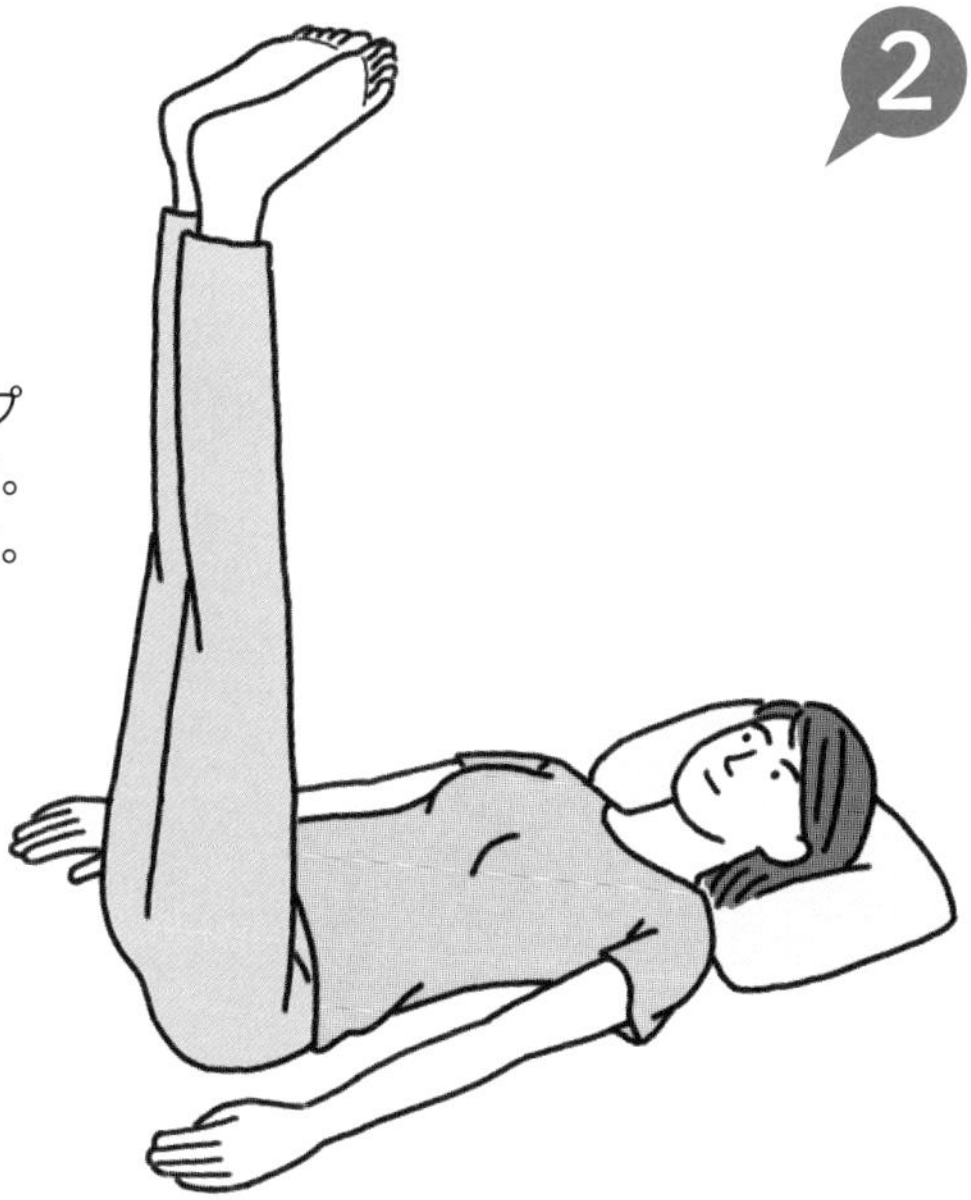

Point

仰向けで行うものなので、朝、起きたときに行うとよいでしょう。

痔

原因

痔《じ》は、大きく3つに分けられます。①肛門付近の毛細血管の静脈がうっ血してイボのようになるもの（いぼ痔）、②便秘や下痢で肛門付近の皮膚が切れたり裂けたりして出血・痛みを伴うもの（切れ痔）、③細菌感染によって膿んでしまったもの（痔瘻《じろう》）があります。いずれの場合でも体の血のめぐりが悪いことが要因といえます。

対処法

①②の初期であれば、生活のなかのちょっとした習慣を見直すことで改善することもあります。チェックリストで確認してみましょう。また、腹巻きや湯たんぽ、お風呂などで体を温めることでも改善するケースがあります。

生活習慣見直しリスト

体の血めぐりを改善させるために、以下のチェックリストで生活習慣を見直してみましょう。

◎チェックリスト

□便秘や下痢を繰り返さない食生活を心がける。
□トイレに長く座りすぎない（3～5分が目安）。
□排便後は、やさしくていねいにふき、肛門を清潔に保つ。
□冷たいもの、アルコール、辛いものは避ける。
□腸内環境を整えるため、食物繊維と白湯を摂取する。
□38～40度のぬるめのお風呂に毎日入って体を温める。
□適度に体を休めて、ストレスをため込まない。
□長時間同じ姿勢をとらない。適度な運動を取り入れる。

水虫

原因

水虫は、皮膚が白癬菌《はくせんきん》というカビに感染することで生じます。足の指や爪、かかとなどに症状が出ます。カビは、ジメジメしたところを好むため、足指の間に汗が溜まったままでいたり、通気性の悪い靴下を履いたりすることで悪化します。

対処法

まずは患部の通気性をよくすること、清潔に保つことが大切です。また、ティートリーというアロマオイルで足湯をするのも1つの方法です。ティートリーは、オーストラリアのアボリジニが古くから消毒薬として使用してきた植物としてよく知られています。足湯のあとは、足の間まで、よく水分をふきましょう。

アロマ足湯

足湯で足の血流を促しつつ、水虫に有効なアロマオイルを使う方法です。

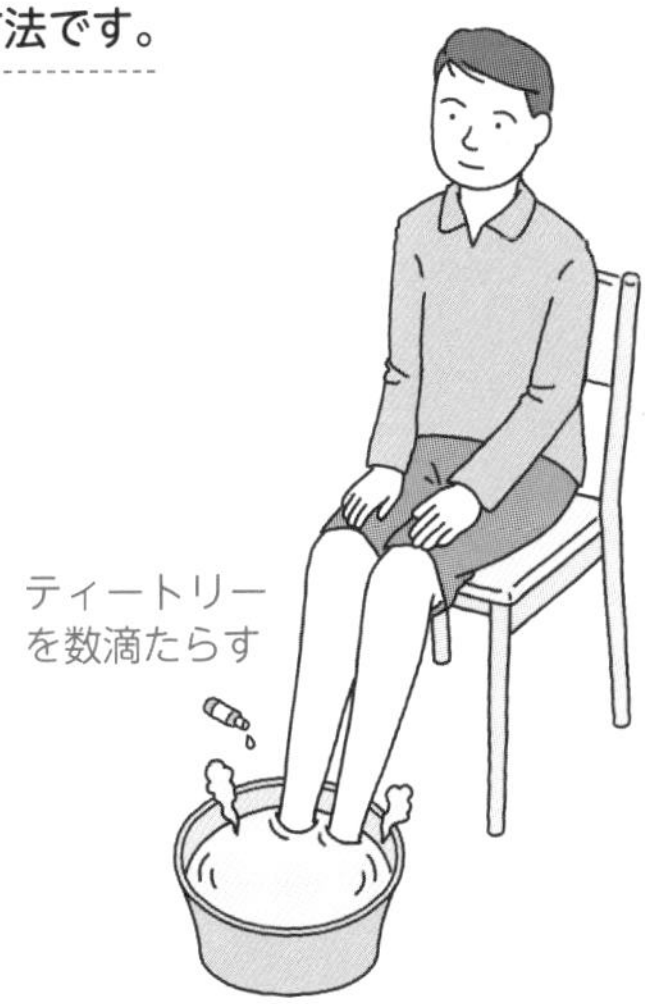

洗面器などにお湯をはって足湯をします。そこにティートリーを入れます。お肌に合わないときは使用を中止してください。

Column

全身の血めぐりを促進！

不調知らずの夜の生活習慣

現代は心身が緊張しやすい環境に囲まれていますが、本来、夜は体がオフに切り替わる時間帯。しっかり体温を上げてリラックスすることが大切です。食事、入浴、睡眠などのポイントを押さえて、気持ちよく翌日を迎える準備をしましょう。

食べ方次第で体は温まる

「何を食べるか」だけでなく、「どう食べるか」も重要です。たとえば、生姜やにんにく、唐辛子、わさびといったスパイス類には血流を促進する作用があるので、積極的にとるとよいでしょう。

生食を避けて、加熱調理することも有効です。ゆでる、蒸す、炒める……さまざまな調理法がありますが、野菜は生野菜は控えて、加熱して食べるほうが理想的です。

暴飲暴食は厳禁です。食べすぎると、消化を促進するために体中の血液が消化器に集中し、ほかの臓器や筋肉に血液が届きにくくなるので、結果として、体を冷やしてしまいます。

夕食に限らず、食事の際は、よく噛みましょう。よく噛むことで満腹中枢《まんぷくちゅうすう》が刺激され、体内で熱が産生されます。体脂肪が減少し、食べすぎ防止にもつながるので、ダイエットにも役立ちます。よく噛むことはリラックス効果も得られます。

ストレスは現代特有の冷えの原因

ストレスをコントロールする役割も担う自律《じりつ》神経は、体内のさまざまな働きをコントロールしています。自律神経には、「交感《こうかん》神経」と「副交感《ふくこうかん》神経」

自律神経を整える「温め呼吸法」

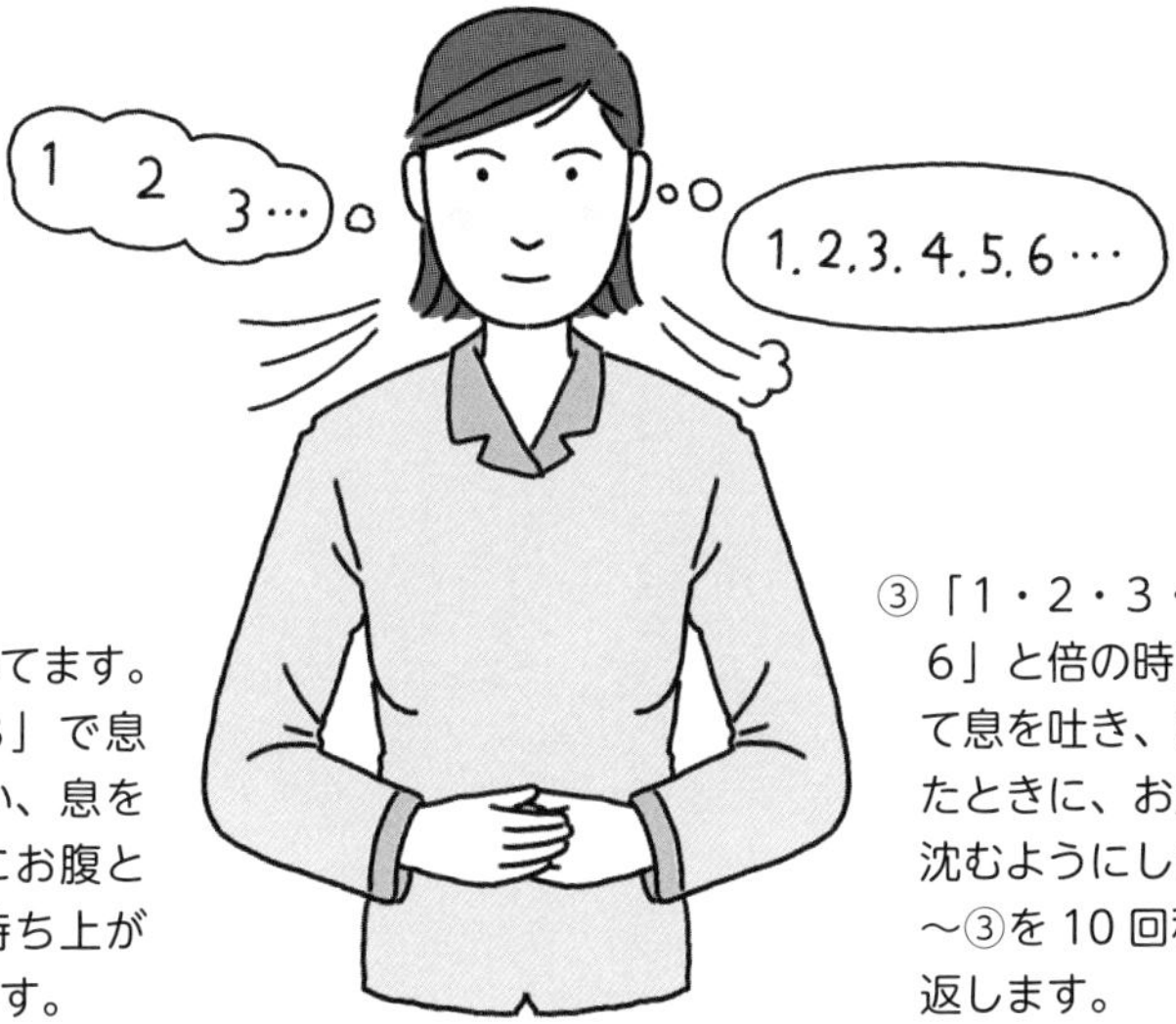

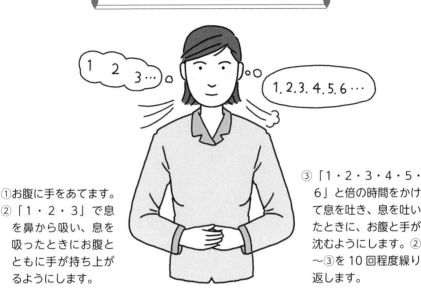

①お腹に手をあてます。
②「1・2・3」で息を鼻から吸い、息を吸ったときにお腹とともに手が持ち上がるようにします。

③「1・2・3・4・5・6」と倍の時間をかけて息を吐き、息を吐いたときに、お腹と手が沈むようにします。②～③を10回程度繰り返します。

の2種があり、それぞれアクセルとブレーキのような働きがあり、両者がバランスをとっています。たとえば、緊張していると交感神経が、リラックスしていると副交感神経が優位になります。状況に応じて、交感神経と副交感神経がバランスよく機能していることが肝要ですが、現代社会は心身へのストレスが多く、交感神経が優位になりやすい傾向があります。そうすると、全身の血管が収縮して、血流が悪くなります。

「温め呼吸法」で心身ともに温める

生きていく上で、ある程度のストレスは必要なもの。ストレスを上手にコントロールできれば、心の健康だけでなく、血流アップにも役立ちます。交感神経が優位に偏った自律神経のバランスを整えるために有効なのが、深い呼吸です。

今回ご紹介する「温め呼吸法」を実践すると、自然と副交感神経が優位になり、ストレスがやわらぎます。体も温まりやすくなるので、就寝前に行うことをおすすめします。

湯船に浸かって体を芯から温める

夜の入浴タイムは、体を芯から温める絶好の機会です。忙しかったり、眠たかったりすると、ついシャワーで済ませてしまいますが、シャワーだけだと表面的に温まるだけなので、ぜひ湯船に浸かってください。

湯の温度は、熱いと交感神経を刺激し、ぬるめだと副交感神経を刺激します。夜の入浴では、38～40度程度のぬるめの湯で、副交感神経を優位に切り替えるのがポイントです。副交感神経を優位にすることで、血流がよくなり、気持もリラックスできます。30分ほど湯に浸かるのが理想ですが、苦手な人は10分程度でもかまいません。

なお、入浴後は、素早く髪を乾かして、30分以内に布団に入りましょう。体がしっかり温まっているうちに、スムーズに寝つけます。

睡眠中に体を冷やさないコツ

寝る前には1杯白湯を飲みましょう。体を温めるだけでなく、就寝中には汗をかくので、水分補給としても適切です。

睡眠中は、積極的に体を温められないので、冷えないための工夫をしましょう。体を締めつけない七分袖か長袖の寝間着に、吸湿性のよい薄手のインナーを着れば、空気の層をつくることができ、熱を逃しません。

手足が冷えやすい人は、靴下や手袋もおすすめです。頭が冷えるなら、ゆるめのニット帽子をかぶるのもよいでしょう。夏でもお腹を冷やさないためには腹巻きが有効です。

湯たんぽもぜひ活用しましょう。布団のなかに入れて温めるほか、お腹から太ももへと移動していくと、足先まで全身がしっかり温まります。

監修者紹介

川嶋 朗（かわしま・あきら）

医学監修

北海道大学医学部卒業。医学博士。Harvard Medical School & Massachusetts General Hospital 留学、東京女子医科大学附属青山病院准教授、東京有明医療大学教授等を経て現在、神奈川歯科大学大学院統合医療学講座特任教授、統合医療SDMクリニック院長。著書、監修書多数。テレビ出演多数。西洋医学の専門領域は、内科、腎臓病学、血液浄化、膠原病、高血圧等。

室谷良子（むろたに・りょうこ）

ハンドケア＆フットケア指導

日本フットケア協会師範。父方・母方に代々伝承されてきた、血液の滞りを手当てする方法「血の道療法」を研究、近代的に発展させたフットケア療法を確立。1996年、日本フットケア協会設立。全国各地の養護学校・看護学校などでの指導を通じ、3000人を超える技術習得者を生み出す。保健・看護・介護に関する研究では、日本統合医療学会などでエビデンスのある研究成果を発表している。

カバーデザイン	藤塚尚子（etokumi）
本文デザイン	ブリスイメージズ株式会社
イラスト	竹口睦郁
編集協力	神田綾子
	青山美佳
編集制作	株式会社風土文化社

参考文献

『1日5分！　冷えとりふくらはぎ健康法』川嶋朗監修・室谷良子指導（洋泉社）
『からだがスーッと楽になる全身ケア』室谷良子・川嶋朗監修（メトロポリタンプレス）
『爪のケア・手足のケア技術』室谷良子監修・日本フットケア協会編集（看護の科学社）
『冷えとりの教科書』川嶋朗著（マイナビ）
『毎日の冷えとり漢方』川嶋朗著（河出書房新社）
『プロメテウス解剖学アトラス　解剖学総論／運動器系』坂井建雄・松村讓兒監訳（医学書院）

1週間《しゅうかん》でみるみる体調《たいちょう》がよくなる!
毛細血管《もうさいけっかん》を若返《わかがえ》らせるハンドケア&フットケア

2024年1月15日　第1刷発行

医学監修　川嶋 朗

ハンドケア&フットケア指導　室谷良子

発行人　永田和泉

発行所　株式会社イースト・プレス
〒101-0051
東京都千代田区神田神保町2-4-7　久月神田ビル
Tel.03-5213-4700　Fax03-5213-4701
https://www.eastpress.co.jp

印刷所　中央精版印刷株式会社

ISBN 978-4-7816-2284-2

本作品の情報は、2023年12月時点のものです。情報が変更している場合がございますのでご了承ください。